麻醉护理
危重及特殊病例荟萃

主　审　米卫东

主　编　邓曼丽　何　丽

科学出版社

北　京

内 容 简 介

本书精选 45 例围麻醉期疑难复杂及较特殊的护理病例，均为编者所在科室进行护理教学查房及护理病例讨论的真实病例，经科室的医疗及护理教学骨干多次讨论修改而成。每一个病例以护理程序为主线，以病例特殊性为切入点，以护理经验总结为目的。内容包括病例摘要、护理过程、病因分析、护理诊断、护理目标、护理措施、护理流程经验总结 7 个部分。

本书实用性强，护理病例典型，为临床麻醉护理经验的总结，可供麻醉科护士及外科护理人员学习和借鉴，也可作为麻醉护理查房和模拟教学的教材。

图书在版编目（CIP）数据

麻醉护理危重及特殊病例荟萃 / 邓曼丽，何丽主编 . —北京：科学出版社，2020.11

ISBN 978-7-03-066531-7

Ⅰ.①麻⋯ Ⅱ.①邓⋯②何⋯ Ⅲ.①麻醉－护理－病案－分析 Ⅳ.① R473.6

中国版本图书馆 CIP 数据核字（2020）第 205792 号

责任编辑：杨卫华 / 责任校对：张小霞
责任印制：肖 兴 / 封面设计：龙 岩

科学出版社 出版
北京东黄城根北街 16 号
邮政编码：100717
http://www.sciencep.com

北京九天鸿程印刷有限责任公司 印刷
科学出版社发行 各地新华书店经销

*

2020 年 11 月第 一 版 开本：890×1240 1/32
2020 年 11 月第一次印刷 印张：5 3/4
字数：160 000

定价：58.00 元

（如有印装质量问题，我社负责调换）

《麻醉护理危重及特殊病例荟萃》

编 写 人 员

主　　审　米卫东

主　　编　邓曼丽　何　丽

副 主 编　时文珠　宿文清　赵　燕

编写人员　（以姓氏汉语拼音为序）

包　瑞　常丹丹　迟梦琳

邓曼丽　韩燕敏　路晓霞

时文珠　吴俊磊　宿文清

张伟丽　赵　燕

前　　言

近年来，麻醉护理队伍日益发展壮大，工作范畴亦不断延伸，麻醉护理服务的患者也拓展为围麻醉期患者。围麻醉期的患者病情复杂多变，具有急、危、重、难等特点，这要求麻醉科护士具备敏锐的观察力、熟练的操作技能、良好的心理素质，以及丰富的外科各专科护理经验。

为总结麻醉危重症护理经验，规范临床麻醉护理程序，降低围麻醉期并发症，编者在多年的临床麻醉护理实践和护理查房教学基础上，精选45例围麻醉期疑难复杂及较特殊的护理病例，涵盖了麻醉恢复期护理、术间麻醉护理及麻醉门诊护理病例。这些病例均为编者所在科室进行护理教学查房及护理病例讨论的真实病例。

本书以护理程序为主线，以病例特殊性为切入点，以护理经验总结为目的，经科室的医疗及护理骨干多次讨论修改而成。每一个病例内容均包括病例摘要、护理过程、病因分析、护理诊断、护理目标、护理措施、护理流程经验总结7个部分，并配以部分图片。

由于编者水平有限，本书介绍的45例麻醉护理病例和经验总结仅供临床护理参考，随着医学和护理学的发展，我们将继续更新完善。真诚希望护理同仁多提宝贵意见。

邓曼丽

2020 年 5 月

目　录

呼吸系统并发症护理

病例 1　喉水肿患儿的麻醉恢复期护理 1 例

一、病例摘要

患儿，女，8 岁，体重 32kg，2008 年 5 月 5 日在全麻下行腭裂修复术。既往史：先天性发育畸形，先天性腭裂 8 年，饮水呛咳，影响面容及进食，发音不清。$C_5 \sim C_6$ 融合（15 个月时诊断）。先天性心脏病：房间隔缺损（ASD，两分钱硬币大小），肺动脉狭窄（PS），房间隔修补术后 4 年。现心功能二级，可参加轻度体育活动，不能做剧烈运动。左中耳炎，双耳混合性聋，先天性内耳畸形。眼眶间距较宽，双眼活动异常，同侧外展受限（患儿 4 年前曾在某市级医院行房间隔修补术，12: 00 手术结束入心外科监护室，18: 00 拔除气管导管，22: 00 左右开始抢救，医生告知家属需做气管切开，具体原因不详）。

麻醉手术经过：患儿麻醉诱导气管插管时从 6.0 号管至 4.5 号管共插管 4 次。最后 4.5 号管勉强通过。患儿术中生命体征平稳，手术顺利，手术历时 1 小时 5 分钟，术中输液 300ml。未导尿。

二、护理过程

患儿 10:10 带气管导管入麻醉恢复室，恢复良好，清醒配合。10:35 遵医嘱给予气管导管拔除，拔管 3 分钟后患儿出现进行性呼吸困难，吸气时出现三凹征，呈现上呼吸道梗阻症状。约 5 分钟血氧饱和度下降至

80%，立即给予肩部垫高，面罩加压吸氧，甲泼尼龙琥珀酸钠 20mg 静脉注射，备好插管用物，经喉镜检查患儿喉部黏膜弥漫性水肿。

15 分钟后为患儿行储氧面罩吸氧，血氧饱和度维持在 100%，将氧流量从 10L/min 逐渐下调至 5L/min。12:30 行雾化吸入 20 分钟，13:30 更换鼻导管吸氧 2L/min，患儿血氧饱和度维持在 97%。继续观察 1 小时，护士持续安抚患儿，给予心理护理。患儿生命体征平稳，经麻醉医生评估，于 14:30 送回病房。麻醉恢复时间为 4 小时 20 分钟。恢复室输液 350ml。

三、病因分析

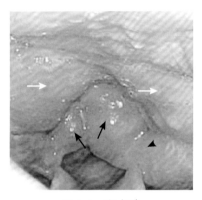

图 1-1　喉水肿

喉水肿（图 1-1）为喉黏膜下松弛处组织液浸润所致，发病迅速，发展快，可引起喉阻塞，导致上呼吸道梗阻而危及生命。可由感染性和非感染性因素引起，如各种喉部及其邻近部位的感染、变态反应、喉创伤、喉血管神经性水肿及全身性疾病等。在全身麻醉气管插管的患者中，多见于困难气道及小儿患者，与反复、暴力插管导致咽喉部损伤有关。该患儿因困难气道多次气管插管刺激而导致喉水肿，造成上呼吸道梗阻。

四、护理诊断

1. 不能维持自主呼吸：与喉水肿致呼吸道梗阻有关。
2. 有误吸的危险：与咳嗽咳痰反射尚未恢复有关。
3. 恐惧：与陌生的环境有关。

五、护理目标

1. 恢复期确保患儿通气，不发生窒息。
2. 保持呼吸道通畅，及时吸除分泌物。

3.患儿情绪稳定，配合治疗。

六、护理措施

护理措施1：备好各类小儿插管物品及抢救药品。医护慎重评估拔管指征，护士在医生指导下拔除气管导管。拔管后持续吸氧，从高浓度逐渐过渡到低浓度。密切监测生命体征，定时检测血气分析。发现问题及时报告并处理。

护理措施2：采取垫高肩部卧位或侧卧位，保持患儿呼吸道通畅。及时清理分泌物，遵医嘱给予雾化吸入，减轻患儿喉水肿症状。

护理措施3：护士专人护理，持续言语安抚，稳定患儿情绪，给予患儿舒适卧位。保持环境安静温馨，避免仪器设备声音、强光等刺激。

七、护理流程经验总结

评估喉水肿患儿拔管风险，备好小儿急救物品
↓
安排有经验的护士专人护理
↓
在麻醉医生指导下拔除气管导管
↓
密切观察生命体征，重点观察呼吸情况
↓
发现喉水肿症状立即处理，必要时再次插管
↓
遵医嘱给予激素等药物，雾化吸入
↓
及时清理呼吸道分泌物，保持呼吸道通畅
↓
做好患儿皮肤、管道等的安全护理
↓
安抚患儿心理

病例 2　运送途中呼吸抑制患儿的护理 1 例

一、病例摘要

患儿，女，5 岁，身高 110cm，体重 21kg。现病史：患儿于 3 年前无明显诱因出现发热症状，后发现颈部正中出现一小指肚大小肿物，破溃流脓。在当地医院行"颈部脓肿引流术"及抗感染治疗。3 年间，患儿颈部肿物反复肿胀流脓，为进一步治疗，即来口腔科就诊，门诊以"颈部肿物"收入院，发病以来无舌麻、口角歪斜、头痛、头昏、恶心、呕吐，精神状态、饮食良好，睡眠一般，大小便正常，体重无明显下降。既往史：否认肝炎、结核、疟疾等传染病史，否认高血压、心脏病病史，否认糖尿病、脑血管疾病、精神疾病病史，否认手术史，否认外伤史，否认输血史，有海鲜过敏史，否认药物过敏史，预防接种史不详。个人史：生于湖北省，久居于本地，无其他疫区、疫情、疫水居住或接触史，无牧区、矿山、高氟区、低碘区居住史，无化学性物质、放射物、毒物接触史，无毒品接触史，无吸烟史，无饮酒史。家族史：父母健在，均体健，家族中无此病及遗传病史。

麻醉手术经过：患儿在全麻下行颈部肿物切除术。麻醉诱导：舒芬太尼注射液 10μg，罗库溴铵注射液 20mg，诱导过程平稳。经口腔插入 5.0 号气管导管。术中以 3% 七氟烷、2% 一氧化二氮维持麻醉。术中潮气量 160ml，呼吸频率 15 次 / 分，呼气末二氧化碳分压（$ETCO_2$）维持在 35 ～ 45mmHg，手术历时 38 分钟。术中总入量 600ml，出血量 10ml，未导尿。手术过程顺利，麻醉满意，生命体征平稳。

二、护理过程

患儿于 9:40 手术结束，呼吸机维持呼吸，常规监测生命体征，血氧饱和度为 100%，呼吸频率 16 次 / 分，心率 98 次 / 分。检查患儿皮肤完好，颈部引流管通畅。9:55 患儿意识恢复，自主呼吸恢复，肌力恢复正常，血氧饱和度维持在 100%。9:56 在术间为患儿拔除气管导管。

　　拔管后患儿持续哭闹，巡回护士给予心理护理及安慰，患儿于10:05停止哭闹且能正常交流，观察生命体征平稳，于10:15由麻醉医生和巡回护士共同送患儿返回病房。10:20行至手术室门口等待电梯时，路过的麻醉科护士发现患儿呈睡眠状态，在试图唤醒患儿的同时发现其嘴唇颜色逐渐变紫，麻醉医生立即上前给予人工呼吸，麻醉护士持续呼叫患儿，10:22患儿自主呼吸恢复。

　　立即将患儿送至麻醉恢复室，给予患儿面罩吸氧，连接监护仪监测，患儿血氧饱和度为99%。遵医嘱持续密切观察半小时，停止吸氧10分钟后，血氧饱和度维持在99%以上，于11:00再次送患儿返回病房。返回途中患儿保持清醒状态，到达病房后生命体征平稳，情绪稳定。

三、病因分析

　　根据患儿临床表现，可判断此患儿出现了术后呼吸抑制。呼吸抑制是全麻术后较为常见的并发症，主要影响因素：①残余麻醉药物（如阿片类药物及肌松药）是导致呼吸抑制的重要因素；②气管插管、喉镜暴露等麻醉操作过程中，动作粗暴会直接导致患儿软腭部位、舌、咽喉部位水肿，通常表现为上呼吸道梗阻和三凹征；③小儿自身呼吸系统尚未发育完全，代偿能力差，麻醉过程中容易出现二氧化碳蓄积，进而容易出现呼吸抑制问题。综合分析，此患儿为残余麻醉药物作用导致的呼吸抑制的可能性较大。

四、护理诊断

1. 不能自主呼吸：与术后麻醉药物残留有关。
2. 清理呼吸道无效：与术后不能及时咳出分泌物有关。
3. 有管道脱出的风险：与患儿不能有效配合有关。

五、护理目标

1. 恢复期无呼吸抑制发生。

2. 恢复期呼吸道通畅，无呕吐、误吸发生。

3. 静脉输液管及引流管通畅、固定、无脱出。

4. 恢复期患儿情绪稳定。

六、护理措施

护理措施1：运送途中发现患儿出现呼吸抑制，立即就地施救。有条件时，使用简易呼吸器进行通气，无条件时则徒手开放气道，立即行口对口人工呼吸，必要时实施心脏按压，并将患儿迅速转移至近距离具备抢救设施的病区。

护理措施2：麻醉恢复期密切观察患儿生命体征，为患儿取侧卧位或俯卧位，更利于分泌物流出。患儿未完全清醒时及时吸净呼吸道分泌物。患儿清醒时鼓励其自行咳出痰液，并及时清理，同时持续给予湿化氧气，防止痰液干燥。

护理措施3：患儿入室后检查各管路是否通畅，固定是否牢固，必要时再予以固定，以免患儿清醒后，恐惧、躁动导致静脉输液管及引流管脱出。

护理措施4：保持环境安静舒适，协助患儿取舒适卧位，给予心理及肢体安慰，可给予患儿喜爱的玩具予以安全感，减少恐惧情绪的产生。返回病房前及时联系家长，让患儿在出手术室时可及时看到父母，以稳定情绪。

七、护理流程经验总结

发生过呼吸抑制的患儿重点交接班

↓

高年资护士专人护理

↓

密切观察患儿呼吸，持续氧疗

↓

使用约束带妥善固定四肢

↓

给予患儿心理安慰

（可为患儿准备玩具、贴纸、图书等可分散儿童注意力的物品）

↓

保护患儿静脉通路及引流管，防止管道脱出

↓

转出恢复室前医护慎重评估

↓

通知患儿家属到手术室门口等候

↓

由麻醉医生和麻醉护士共同送回病房

↓

途中加强对患儿的病情观察

（携带呼吸囊、面罩、便携式血氧饱和度仪）

↓

加强术后访视

病例 3　颈椎术后呼吸抑制患者的麻醉恢复期护理 1 例

一、病 例 摘 要

患者，男，47 岁，身高 176cm，体重 74kg。现病史：患者于 3 年前无明显诱因突然出现右上肢麻木疼痛，不能自主活动，就诊于当地医院，给予保守治疗后缓解，具体治疗不详。后自觉右上臂肌肉逐渐出现轻度萎缩，并出现左上肢及左手疼痛，大鱼际处为重，在当地医院多次行保守治疗，效果不明显。1 年前出现双下肢无力症状，右下肢麻木疼痛，时有过电感，左足底麻木，未行正规诊治，后双下肢麻木无力症状逐渐加重。行颈椎磁共振检查示 C_4/C_5、C_5/C_6 椎间盘突出较重伴椎管狭窄、脊髓变性。为求进一步诊治来院就诊，门诊以"颈椎病"收入院。患者目前精神状态良好，食欲和睡眠正常，体重无明显变化，无大小便失禁，无胸闷、气促、发热等。既往史：既往高血压病史 4 年余，自行口服药物治疗，血压控制可，否认肝炎、结核、疟疾等传染病史，否认心脏病、糖尿病病史，否认脑血管疾病、精神疾病病史，否认手术史，否认外伤史，否认输血史，否认药物、食物过敏史，预防接种史不详。个人史：生于辽宁省，久居于本地。无疫区、疫情、疫水居住或接触史，无牧区、矿山、高氟区、低碘区居住史，无化学性物质、放射物、毒物接触史，无毒品接触史，既往吸烟，已戒烟半年余，既往少量饮酒史。家族史：父母和兄弟姐妹健在，均体健，家族中无传染病及遗传病史。

麻醉手术经过：患者在全麻下行颈椎前路椎管减压、椎间盘摘除、椎体次全切、Cage 植入、植骨融合内固定引流术（手术部位）。麻醉诱导：咪达唑仑 2mg，舒芬太尼注射液 20μg，丙泊酚注射液 80mg，罗库溴铵注射液 40mg，诱导过程平稳。经口插入 7.5 号气管导管。术中以 1% 七氟烷、丙泊酚注射液 15ml/h、注射用盐酸瑞芬太尼 15μg/（ml·h）维持麻醉。术中潮气量 500ml，呼吸频率 12 次 / 分，其中 $ETCO_2$ 维持在 35 ～ 45mmHg，手术历时 3 小时。术中晶体液输入 2250ml，悬浮红细胞输入 400ml，出血量 200ml，尿量 1000ml。手术过程顺利，麻醉满意，生命体征平稳。

二、护理过程

患者于 16:45 带气管导管入麻醉恢复室。入室后继续给予呼吸机维持呼吸，常规监测生命体征，血氧饱和度为 100%，心率 78 次 / 分，血压 141/82mmHg，呼吸频率 12 次 / 分，颈部引流管通畅，引流液 5ml，颜色浅淡，检查患者皮肤完好。

16:50 患者意识恢复，自主呼吸恢复，肌力恢复正常，更换鼻导管吸氧 5L/min，血氧饱和度维持在 100%，遵医嘱于 16:55 为患者拔除气管导管。拔管后患者发声正常，生命体征平稳，持续给予鼻导管吸氧 5L/min。

17:10 发现患者血氧饱和度下降，迅速下降至 83%，立即呼叫麻醉医生到场，同时呼叫患者检查意识情况，并给予面罩加压吸氧，准备气管插管用物，检查引流液无增多。17:12 麻醉医生到场，遵医嘱继续给予患者面罩加压吸氧，密切观察生命体征，血压略升高，心率 110 次 / 分，血氧饱和度维持在 92% ～ 98%。

17:17 发现患者意识模糊，不能发声，立即准备气管插管。17:18 遵医嘱给予患者咪达唑仑注射液 2mg 静脉注射，17:20 麻醉医生在纤维支气管镜（纤支镜）引导下经患者右侧鼻腔插入 7.0 号气管导管，17:21 给予患者丙泊酚注射液 70mg 静脉注射，维持机械通气。患者于 17:30 返回手术室行术野探查术，手术医生发现患者椎管内血肿压迫脊髓。

二次手术历时 2 小时 10 分钟，共计出血 30ml，尿量 700ml，总入量 850ml，术中麻醉满意，生命体征平稳，于 19:10 将患者带气管插管送回病房。

三、病因分析

颈椎前路减压植骨融合内固定术（ACDF）是目前治疗脊髓型、神经根型颈椎病，颈椎外伤等疾病的常用方法。但个别患者术后可能出现椎管内血肿形成、颈前皮下血肿形成压迫气道。椎管内血肿形成后，对脊髓造成压迫，尤其是上颈髓受压，将导致灾难性后果，严重者可危及生命。术后椎管内血肿形成原因有多种：①操作时破坏椎管内的静脉丛，且止血不彻底。②血管弹性差，尤其是有长期吸烟史及高血压等病史者。③术后血压剧烈波动，可导致已闭合的血管再次出血。④椎体静脉瘤自发出血。⑤严重的咳嗽反射、喷嚏等动作导致椎管内静脉丛的静脉压升高。⑥术后引流不畅。特别是对于次全切除术的患者，由于切除椎体及后纵韧带，后方硬膜外静脉破坏严重，椎体侧壁渗血面广，此时若植骨块偏大，血液无法顺利引流，可导致血肿向手术节段的上下椎管内蔓延。

综合上述病例资料分析，此患者出现了术后椎管内硬膜外血肿压迫脊髓，抑制呼吸，使呼吸肌麻痹，导致患者发生了低氧血症。

四、护理诊断

1. 不能自主呼吸：与椎管内血肿不断增大，压迫脊髓有关。
2. 清理呼吸道无效：与术后不能及时咳出分泌物有关。
3. 躯体移动障碍：与患者所行手术有关。

五、护理目标

1. 恢复期无呼吸抑制发生。
2. 恢复期呼吸道通畅。
3. 恢复期体位护理到位，始终维持颈部相对稳定。

六、护理措施

护理措施 1：颈椎手术患者拔管属于高风险拔管，拔出气管导管后，需持续严密监测生命体征。如有异常应及时通知麻醉医生处理。麻醉恢复期病情观察重点如下：①加强引流管和手术切口的观察。患者入室后应妥善固定引流管，保持引流管通畅，对引流液的性质、量、颜色进行观察，避免出现引流管打折、脱落、堵塞等现象，同时观察颈部伤口部位的肿胀程度。②密切观察患者呼吸及意识状态，给予患者持续氧气吸入。加强对患者的心理护理，重视患者主诉。③观察患者的肢体活动状况、躯体感觉，并对其进行仔细比较，一旦发现患者肢体感觉或者活动能力异常时，及时通知医生检查，避免脊髓长期受压迫出现严重的损伤。

护理措施 2：患者入室后准备好吸引器及合适型号的吸痰管，拔管时注意为患者吸干净气管和口腔内分泌物，吸痰时注意动作轻柔。拔管后指导患者进行深呼吸，鼓励患者有效积极排痰、咳嗽，给予患者适当的术后宣教，让患者意识到术后呼吸通畅的必要性和重要性。

护理措施 3：患者入室后应注意体位护理，使患者颈部始终保持中立自然位，避免过伸、过屈、扭转。颈部使用颈托进行固定，如患者入室未带颈托，则及时提醒骨科医生为患者佩戴颈托。同时避免大幅度活动，以免诱发其出现二次损伤的现象。回到病房过床时则应由骨科医生、骨科护士和恢复室护士共同协助患者过床，翻身检查皮肤时护士应协助并指导患者进行轴位翻身。

七、护理流程经验总结

颈椎术后患者详细交接班

↓

常规呼吸支持，监测生命体征

↓

检查各管路是否通畅并加强固定，关注引流液量

↓

护士专人看护

↓

严格遵守高风险拔管指征，遵医嘱拔除气管导管

↓

持续观察生命体征及引流管

↓

发现异常及时通知各级医生

↓

准备气管插管工具及药品
（按照困难气道标准准备）

↓

配合麻醉医生行气管插管术

↓

配合医生抢救

↓

如需二次手术，共同护送患者返回手术室

↓

准确记录麻醉恢复期记录单及护理记录单

↓

加强术后访视

病例 4　甲状腺术后气管切开患者的麻醉恢复期护理 1 例

一、病例摘要

患者，女，52 岁，身高 160cm，体重 70kg。于 2010 年 4 月因心率快行甲状腺超声检查发现甲状腺肿物，超声显示：甲状腺右叶肿物大小约 5.5cm×2.9cm，左叶肿物大小约 1.5cm×1cm。不伴有疼痛，不伴有局部皮温升高，无双手细颤、手抖、多梦、失眠、食欲亢进，大便次数增多，无发热、咳嗽、咳痰。在当地医院输液治疗后症状明显好转，为进一步检查和治疗而入院。患者高血压病史 5 年，血压最高时为 150/80mmHg，规律用降压药物，服药后血压控制在 140/80mmHg。专科检查：颈软，气管居中，颈部可见明显肿物。甲状腺右叶、左叶可触及明显肿物，右叶肿物大小约 5cm×4cm，左叶肿物大小约 1.5cm×1cm，质软，无压痛。

麻醉手术经过：患者在全麻下行双侧甲状腺肿物切除术。麻醉诱导：芬太尼注射液 0.1mg，罗库溴铵注射液 50mg，咪达唑仑 1mg，丙泊酚 50mg，氟哌利多 1mg。诱导过程平稳。经口明视插入 6.5 号气管导管。术中以 1% 七氟烷、40μg 瑞芬太尼 3～15ml/h、1% 丙泊酚 3～15ml/h 持续泵入维持麻醉。手术历时 2 小时 30 分钟。术中总入量 1750ml，出量 400ml，其中出血量 200ml，尿量 200ml。手术过程顺利，麻醉满意，生命体征平稳，手术结束后带气管导管回恢复室。

二、护理过程

患者于 11:25 带气管导管入恢复室。入室后继续予以呼吸机维持呼吸，常规监测生命体征，血氧饱和度为 100%，呼吸频率 12 次/分，心率 88 次/分，血压 150/85mmHg。11:35 患者意识恢复，自主呼吸恢复，肌力恢复正常，血氧饱和度为 100%，给予患者停止吸氧观察 5 分钟，患者生命体征平稳，血氧饱和度维持在 98%～100%，遵医嘱于 11:40 拔除气管导管。拔管后患者生命体征平稳。因手术范围较大，外科医生下达医嘱需增加恢复室观察时间。

12:30 发现患者颈部引流液颜色鲜红，量约 20ml，通知外科医生。12:35 外科医生到场，嘱继续观察。患者生命体征平稳，颈部无肿胀，无憋气等症状。

13:00 引流液增至 50ml，再次通知外科医生。13:02 外科医生到场，嘱继续观察。患者生命体征平稳，颈部无肿胀，无憋气等症状。

13:10 颈部引流液增至 150ml，颈部出现肿胀，患者无憋气症状。

13:20 引流液增至 250ml，生命体征正常。颈部较前肿胀，患者无憋气症状。立即联系手术室护士长协调手术间。

13:25 患者颈部肿胀明显，患者有轻微憋气症状。主麻医生及值班麻醉医生评估患者，估计插管困难，护士立即呼叫麻醉科主任及耳鼻喉科医生。

13:28 麻醉科主任到场。

13:30 为患者使用 1% 丁卡因进行口咽部表面麻醉。13:34 在硬支镜（硬质支气管镜）辅助下气管插管，但见患者舌根、咽部肿胀，无法看清会厌，插管困难，此时患者呼吸困难，血氧饱和度急剧下降，最低降至 50%，心率下降至 40 次 / 分。

13:35 外科医生立即拆开伤口敷料，清除血块及凝血。

13:36 麻醉医生紧急行气管切开，顺气管切口置入 6.0 号气管导管，连接呼吸机辅助呼吸。患者血氧饱和度由 30% 逐渐上升至 100%，心率由 35 次 / 分逐渐上升至 130 次 / 分。

13:40 测血气分析：动脉血二氧化碳分压（$PaCO_2$）为 50mmHg，动脉血氧分压（PaO_2）为 106mmHg。pH 为 7.20。

13:44 遵医嘱给予 4% 碳酸氢钠注射液 250ml 静脉滴注。

13:45 给予咪达唑仑 2.5mg 静脉注射。

13:47 给予丙泊酚 60mg 静脉注射。

13:48 给予甲泼尼龙琥珀酸钠 40mg 静脉注射。

13:50 给予芬太尼注射液 0.2mg，罗库溴铵注射液 50mg 静脉注射。

13:51 给予呋塞米注射液 20mg 静脉注射。

13:58 给予丙泊酚 40mg 静脉注射。

13:59 给予右下肢足背动脉穿刺置管。

14:00 为患者左下肢建立静脉通路。

14:01 患者血压下降，为 89/65mmHg，加快输液，同时遵医嘱给予盐酸去氧肾上腺素 40μg 静脉注射。

14:02 遵医嘱给予患者颈部冰敷。

14:03 患者血压为 90/67mmHg。

14:06 患者血压为 82/60mmHg，遵医嘱给予盐酸去氧肾上腺素 40μg 静脉注射，琥珀酰明胶 500ml 静脉滴注。

14:08 患者血压为 83/59mmHg，给予盐酸去氧肾上腺素 20μg 静脉注射。

14:10 患者血压为 92/62mmHg，给予盐酸去氧肾上腺素 40μg 静脉注射。

14:15 患者血压为 100/60mmHg。

14:16 患者循环稳定，引流液为 300ml。遵医嘱送患者回手术间行探查止血手术。患者恢复时间为 2 小时 50 分钟。

三、病因分析

甲状腺血供丰富，血流量为 100 ～ 150ml/min。甲状腺术后出血是甲状腺手术后出现的一种较为严重的并发症，其出血可分为皮下出血、颈阔肌出血或甲状腺窝出血等。甲状腺距离颈内动脉和迷走神经等都比较近，一旦出血会造成呼吸骤停、心跳加速或窒息等症状。

经与外科医生分析，此患者由于术后皮下出血，血肿压迫气管引起呼吸困难，同时血肿压迫使头面部静脉回流受阻，致患者舌根、咽部肿胀，无法看清会厌，导致插管困难，血氧饱和度急剧下降，故立即行气管切开。

四、护理诊断

1. 有窒息的危险：与出血压迫气管有关。

2. 组织灌注不足：与术后出血有关。

3. 焦虑：与担心手术效果有关。

五、护理目标

1. 患者恢复期不发生窒息。

2. 患者恢复期循环稳定。

3. 患者恢复期情绪稳定，能够配合。

六、护理措施

护理措施 1：甲状腺手术患者亦属于高风险拔管患者，入恢复室后应严密监测生命体征，密切观察呼吸道是否通畅，备好插管用物、气管切开包。护士需注意检查敷料是否包扎过紧、是否出血、是否软组织发生肿胀，以及出现颈部皮下淤血等相关症状，观察患者引流液的颜色、量、性状，将引流管置于颈部切口的最低位，并保持引流管通畅。注意伤口敷料有无渗血、渗液，注意保持敷料的清洁。密切观察患者的呼吸频率和深浅变化、呼吸声音是否发生改变、口唇有无发绀等。发现患者出现呼吸困难时，应立即报告医生处理。

术后频繁咳嗽、呕吐及咳痰等都有可能引起伤口出血。嘱患者保持颈部平直，避免患者头颈部左右晃动，造成伤口破裂出血。

护理措施 2：

（1）给予患者中凹卧位：头部抬高 20° ~ 30°，下肢抬高 15° ~ 20°，以增加回心血量，同时做好保暖工作。

（2）快速建立两条及以上的静脉通路，及时、快速、足量补充血容量，在连续监测血压、尿量等的基础上判断补液量。

（3）纠正酸碱平衡失调，及时监测血气变化，根据结果给予相应处理。

（4）严密监测患者的生命体征、意识、口唇色泽、肢端皮肤颜色及出入量的变化。

（5）使用血管活性药物时，严密监测生命体征变化，根据血压情况随时调整血管活性药物剂量，注意观察患者的输液部位，防止药液外渗，造成皮肤损伤。

护理措施 3：保持环境安静舒适，协助患者取舒适卧位，发生病情变化时给予心理安慰，安抚患者保持镇静，配合治疗。与患者交流时注意语气温和，态度诚恳。

七、护理流程经验总结

甲状腺手术患者详细交接班

↓

评估患者，呼吸支持，监测生命体征

↓

护士专人看护

↓

密切观察患者引流液，将引流管置于颈部切口的最低位，并保持引流管通畅，发现引流不畅时，挤压引流管

↓

发现出血，立即通知主麻医生及手术医生，给予对症处理

↓

床旁备拆线包、气管切开包、无菌手套、单孔无影灯等物品，将急救车推至病床旁，观察患者有无呼吸困难等症状，为患者持续吸氧

↓

患者需行二次手术时，立即联系手术室护士长协调手术间

↓

配合麻醉医生抢救，做好记录

↓

患者出现憋气、呼吸困难、血氧饱和度下降时，立即协助外科医生剪开伤口缝线，将切口敞开，清除血肿，给予患者气管插管或气管切开

↓

完善抢救记录

病例 5　气管重建术后恢复期气道塌陷患者的护理 1 例

一、病例摘要

患者，女，69 岁，身高 160cm，体重 63kg。患者 1 年半前因甲状腺肿瘤压迫气管，于医院行"甲状腺癌根治术 + 颈段部分气管切除，气管造瘘 + 颈廓清术"。术后病理提示：甲状腺乳头状癌。患者术后恢复良好，于 3 个月前拔除气管套管。现为进一步治疗，门诊以"甲状腺癌术后，颈段气管切除造瘘术后"收住入院治疗。

麻醉手术经过：患者在全麻下行双侧颈廓清、带蒂颌骨瓣转移、气管造瘘口封闭术。麻醉诱导：丙泊酚 40mg，罗库溴铵 40mg，依托咪酯 15mg，舒芬太尼 15μg，咪达唑仑 1mg。经口明视下首先于气管造瘘处插入 6.0 号加强型气管导管，然后经口更换 7.0 号加强型气管导管，再将气管造瘘导管拔除。以 4% 地氟烷、丙泊酚 13ml/h、瑞芬太尼 13μg/h 术中维持麻醉。术中出血 50ml，尿量 50ml，总入量 700ml，术中生命体征平稳，手术顺利，手术历时 1 小时 50 分钟。

二、护理过程

患者于 19:10 带气管导管入恢复室。入室后继续给予呼吸机维持呼吸，并常规监测生命体征，患者血氧饱和度为 100%，血压 112/58mmHg，呼吸频率 12 次 / 分，心率 94 次 / 分。检查患者皮肤完好，引流管路通畅。

19:15 患者意识和自主呼吸恢复，生命体征平稳。

19:20 遵麻醉医生医嘱为患者拔除气管导管。

19:25 患者主诉憋气，血氧饱和度为 98%，立即通知外科医生。

19:30 外科医生到场检查患者，未予特殊处理，嘱继续观察，给予患者心理护理。

19:50 患者主诉憋气加剧，血氧饱和度降至 91%，吸气时患者气管造瘘重建处软骨塌陷（图 5-1），立即给予面罩加压给氧。

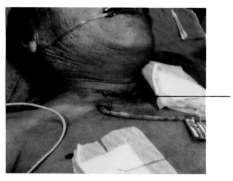

软骨塌陷处

图5-1 患者气管造瘘重建处软骨塌陷

19:52 麻醉医生为患者行经鼻气管插管术，听诊双肺呼吸音正常，患者血氧饱和度升至96%，生命体征平稳，遵医嘱继续观察。19:58 测动脉血气一次，血气结果为 pH 7.31，$PaCO_2$ 49mmHg，Na^+ 142mmol/L，K^+ 3.9mmol/L，Ca^{2+} 1.23mmol/L，Glu 8.0mmol/L，Lac（乳酸）1.4mmol/L，Hct（血细胞比容）0.40，HCO_3^- 24.7mmol/L，TCO_2（二氧化碳总量）26.2mmol/L，BE（B）（碱剩余）–2.1mmol/L，$SaCO_2$（动脉血二氧化碳饱和度）97%，THbc（血红蛋白）148g/L。

20:00 麻醉医生为患者行纤支镜检查，患者双侧声带正常。

20:25 听诊患者双肺哮鸣音，遵医嘱给予二羟丙茶碱125mg静脉滴注，并给予沙丁胺醇吸入剂3掀。

20:40 听诊患者双肺仍有哮鸣音，遵医嘱给予呋塞米10mg静脉注射，继续观察。

21:45 患者双肺哮鸣音消失，生命体征平稳，遵医嘱带气管导管将患者送回外科监护室。

患者于3日后行气管切开、气管前肌骨瓣悬吊术，术后安全返回病房。

三、病因分析

1.甲状腺位置 甲状腺是人体最大的内分泌腺体，位于甲状软骨下，紧贴在气管第三、四软骨环前面，气管两旁，由两侧叶和峡部组成，平均重量为 20 ～ 25g，女性略大、略重（图 5-2）。

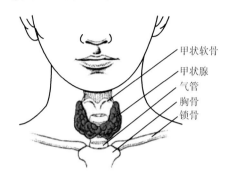

图 5-2　甲状腺解剖结构

2. 此患者曾经行"甲状腺癌根治术＋颈段部分气管切除，气管造瘘＋颈廓清术"，术后恢复良好。喉气管重建是临床上解决喉气管损伤或狭窄的理想方法。临床上对广泛的气管缺损进行重建常需要选择气管代替物来进行，目前尚未研制出一种理想的气管植入物以满足临床实际需要。该患者通过行双侧颈廓清、带蒂颌骨瓣转移、气管造瘘口封闭术来达到气管重建，手术技术尚不成熟。对于此术后恢复期患者，麻醉护士应谨慎评估拔管，在拔除气管导管之前应做套囊漏气试验，并且拔管时不可忘记充分排空套囊内的气体，以免刮伤重建吻合口处。

3. 套囊漏气试验（图 5-3）　具体方法如下：

（1）清理患者口腔、气管和声门下分泌物。容控模式下，记录吸入和呼出潮气量（两者差小于 20ml）。

（2）气囊完全放气，待患者稳定后，连续记录 5 ～ 6 次呼出潮气量，取其中最小 3 次求平均值。

（3）计算吸 - 呼潮气量的差值，根据套囊漏气试验标准判断是否阳性，从而决定能否拔管。阳性标准（VTi 为吸入潮气量，VTe 为呼出潮气量）：（VTi–VTe）/VTi ≤ 15.5% 为阳性 [AARC（美国呼吸治疗学会）临床实践指南——气管导管的拔除]；（VTi–VTe）≤ 110ml 或（VTi–VTe）/VTi ≤ 15% 为阳性——中国人工气道气囊的管理专家共识。

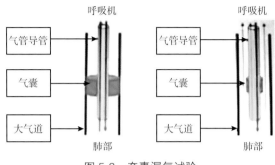

图 5-3　套囊漏气试验

四、护理诊断

1. 不能自主呼吸：与造瘘重建处软骨塌陷有关。
2. 潜在并发症：窒息。
3. 恐惧：与担心手术预后有关。

五、护理目标

1. 维持患者通气，能够进行气体交换。
2. 保持患者呼吸道通畅，避免恢复期窒息的发生。
3. 需要再次插管时消除患者恐惧心理，使患者能够积极配合。

六、护理措施

护理措施 1：严格掌握拔管指征并结合患者病情确定是否拔管。需要拔管的患者，要进行套囊漏气试验，并在麻醉医生和外科医生均在场的情况下行气管拔除术，保证患者能维持正常通气。

护理措施 2：严密监测患者呼吸情况，观察患者气道有无塌陷。备好负压吸引器、气管切开包和无菌手套，备好急救插管用品，一旦发现患者有气道塌陷窒息的危险，立即报告医生并协助行气管插管术或气管切开，立即床旁抢救。

护理措施 3：麻醉恢复全程安抚并鼓励患者。护理人员应多与患者沟通，消除患者的担心和恐惧心理，协助患者树立信心，促使患者积极配合治疗。

七、护理流程经验总结

气管重建术后患者详细交班

↓

评估患者气道情况，确认是否拔管

↓

备好气管切开包和再次插管用物

↓

再次评估气道情况（必须行套囊漏气试验）

↓

在麻醉医生和外科医生在场指导下拔除气管导管

↓

严密观察患者病情变化

↙　　　　↘

恢复良好者遵　　患者病情变化，出现呼吸困难及气
医嘱送回病房　　道塌陷者，立即协助医生行二次插管

病例 6　喉罩全麻患者发生低氧血症的麻醉恢复期护理 1 例

一、病例摘要

患者，女，62 岁，汉族，身高 160cm，体重 66kg。1 年半前因乳腺肿物于医院行"右侧乳腺肿物局部切除术"。现为进一步治疗，门诊以"右侧乳腺肿物，不排除乳腺癌"收住入院治疗。

麻醉手术经过：患者在全麻下行右侧乳腺肿物切除术。麻醉诱导：丙泊酚 40mg，罗库溴铵 30mg，依托咪酯 15mg，舒芬太尼 15μg，咪达

唑仑 1mg，经口明视下置入 LMA4 号喉罩。术中以 4% 地氟烷、丙泊酚 10ml/h、瑞芬太尼 10μg/h 维持麻醉。术中出血 50ml，手术顺利，未导尿，总入量 600ml，术中生命体征平稳，手术历时 55 分钟。

二、护理过程

患者于 13:10 带喉罩入麻醉恢复室。入室后给予 40% 氧浓度继续呼吸机维持呼吸，常规监测生命体征：血氧饱和度为 93%，血压 112/58mmHg，心率 94 次 / 分。检查患者皮肤完好，引流管路通畅。此时呼吸机显示气道压高至 21cmH$_2$O，患者没有呼吸对抗，观察胸廓起伏度差，且血氧饱和度呈逐步下降趋势，立即遵医嘱调节呼吸机氧浓度至 100%，麻醉医生迅速检查并调整喉罩位置。

13:12 患者血氧饱和度降至 85%，患者突然吐出大量胃液。遵医嘱立即拔除喉罩，用吸引器清理口腔内残留的胃液。麻醉医生持续为患者托下颌、面罩加压通气，血氧饱和度逐渐升至 95%。

13:20 患者恢复自主呼吸，苏醒彻底后鼓励其咳嗽，咳出口腔内分泌物及残留胃液，患者无不适感。

13:30 患者生命体征平稳，停止吸氧 5 分钟观察，血氧饱和度维持在 95% 以上，听诊双肺呼吸音正常，未出现误吸和肺损伤，评估患者意识恢复正常。13:45 患者生命体征平稳，遵医嘱将患者送至病房。

三、病因分析

喉罩为声门上气道工具，因置入方便、微创、患者易耐受等优点，被广泛应用于短小及日间手术全麻患者，同时也应用于困难气道及各类急救复苏患者的气道管理。但喉罩为不稳定气道工具，有一定的不足，如无法避免反流误吸，置入位置不佳或型号选择不对时可能导致医源性气道梗阻，诱发喉痉挛等。因此，围术期对于喉罩的管理要求较高。

1. 喉罩正确放置位置为咽喉部，不经过声门（图 6-1）。

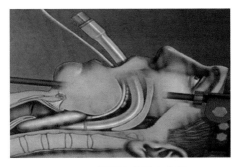

图 6-1　喉罩正确置入位置

2. 鉴定喉罩位置的方法：观察胸廓起伏，听诊两侧呼吸音。听诊颈前区是否有漏气音。纤维光导喉镜检查可见会厌和声门。

3. 患者喉罩型号的选择及套囊最大充气量见表 6-1，以 LMA 型喉罩为例。如选择不合适的型号或是套囊充气量不适当，均会影响喉罩的位置。

表 6-1　喉罩型号的选择及套囊最大充气量

喉罩型号	患者体重 /kg	最大充气量 /ml
1.5	< 10	< 7
2	> 10 ~ 20	< 10
2.5	> 20 ~ 30	< 14
3	> 30 ~ 50	< 20
3.5	> 50 ~ 70	< 30
4	> 70 ~ 100	< 40

该例患者发生低氧血症，不除外由苏醒过程中，肌松作用消退，术间运送至恢复室途中发生喉罩移位及胃反流液诱发喉痉挛所致。

四、护 理 诊 断

1. 不能自主呼吸：与自主呼吸未恢复有关。
2. 潜在并发症：喉痉挛。
3. 有误吸的危险：与患者咳嗽咳痰尚未恢复有关。

五、护 理 目 标

1. 保持患者恢复期能进行有效的通气换气。
2. 患者麻醉恢复期无喉痉挛发生。
3. 患者分泌物及时吸出，不发生误吸。

六、护 理 措 施

护理措施1：喉罩全麻患者入恢复室后，在自主呼吸未恢复的情况下，发生病情变化需拔除喉罩后，护士应即刻给予麻醉机辅助面罩正压通气，维持患者通气。备好插管用物，必要时协助麻醉医生行气管插管术，建立稳定通气人工气道。严密监测患者血氧饱和度及胸廓起伏情况，保证患者进行有效的气体交换。

护理措施2：术间置入喉罩时，麻醉护士需在喉罩表面涂抹复方利多卡因乳膏润滑。操作者置入喉罩时应动作轻柔，套囊适当充气，这样可以减少喉痉挛的发生。患者发生喉罩移位后，不宜来回反复调整位置，以减少对气道的刺激。患者发生喉痉挛时，立刻给予高流量加压吸氧，并备气管插管用物、气管切开包及高频通气装置。

护理措施3：喉罩移位后会使部分气体进入胃肠腔内，使胃肠压力增高，从而易引起恶心、呕吐，不及时清理会导致反流误吸，发生窒息。麻醉医生在置入喉罩后，可经喉罩胃液引流管及时吸引胃液和气体，正压通气时可以按压胃部减少胃肠进气。发生喉罩移位给予拔除后，要及时清理口腔内残余的胃液，并将患者头偏向一侧，防止误吸引起窒息。

七、护理流程经验总结

喉罩全麻患者入恢复室，严密监测患者通气情况
↓
发现喉罩移位不能通气，立即报告，准备插管用物
↓
遵医嘱拔除喉罩，清理呼吸道，麻醉机面罩正压通气
↓
严密观察患者胸廓起伏，保证患者进行有效通气
↓
患者不能维持有效通气，立即协助医生行气管
插管术，迅速建立有效人工气道
↓
符合拔管指征，遵医嘱拔除气管导管
↓
患者恢复良好，遵医嘱送回病房
↓
加强术后访视

病例 7　甲状腺术后声带麻痹患者的恢复期护理 1 例

一、病例摘要

患者，女，56 岁，体重 62kg，自诉有怕热多汗，性格改变，无呼吸困难、音调减低、声音嘶哑。于 1 年前在当地体检，行颈部彩超发现甲状腺结节，未予处理。今为求进一步治疗收住入院。门诊穿刺活组织检查：（左叶中部背侧）甲状腺乳头状癌，（右叶下部）穿刺疑为甲状腺乳头状癌。胸部 CT 平扫提示有双肺多发毛玻璃结节，考虑为良性，结合临床随诊。既往体健。

麻醉手术经过：患者在全麻下行甲状腺癌根治术。麻醉诱导期依次

给予咪达唑仑 1mg、舒芬太尼 20μg、丙泊酚 50mg、罗库溴铵 50mg，可视喉镜下插入 7.0 号加强型气管导管。术中以丙泊酚、七氟烷、瑞芬太尼维持麻醉，手术过程顺利。术中生命体征平稳，手术历时 1 小时，总入量 500ml，出量 20ml，手术过程顺利。

二、护理过程

患者于 15:25 带气管导管进入麻醉恢复室，常规监测生命体征，血压 120/76mmHg，心率 86 次 / 分，血氧饱和度为 99%，呼吸机辅助呼吸。

15:30 患者恢复自主呼吸，意识清晰，配合指令性动作，未吸氧状态下血氧饱和度维持在 96% 左右，血压 135/78mmHg。

15:40 遵医嘱拔除气管导管。拔管后患者即刻出现呼吸困难，并伴有喘鸣音，同时患者自诉呼吸费力，血氧饱和度维持在 98% 左右，血压升高至 170/74mmHg。听诊双肺呼吸音无异常。护士给予患者心理抚慰并嘱其深呼吸，同时备好抢救用物。麻醉医生诊断患者为呼吸道梗阻，护士为患者取平卧位，开放气道，并置入口咽通气道。

15:42 遵医嘱给予甲泼尼龙琥珀酸钠 40mg、乌拉地尔 12.5mg 静脉注射。

15:45 患者呼吸困难未缓解，喘鸣音持续存在，生命体征平稳，血压 152/74mmHg，心率 88 次 / 分，血氧饱和度维持在 98% 左右。

15:48 麻醉医生分析该患者为甲状腺术后且持续存在喘鸣音，考虑可能为声带麻痹。

15:50 护士协助麻醉医生行可视纤支镜下检查气道。发现该患者双侧声带外展无力（图 7-1，图 7-2）。

15:55 请耳鼻喉科急会诊。16:05 耳鼻喉科医生到场并再次行可视纤支镜检查，诊断为双侧声带麻痹，建议行气管切开术。

16:40 遵医嘱返回手术间行气管切开术。出手术室时生命体征平稳，血压 120/80mmHg，心率 80 次 / 分，血氧饱和度维持在 98% 左右。

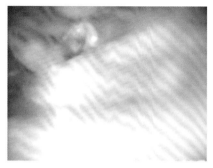 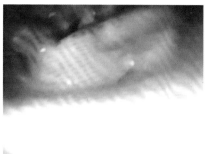

图 7-1　患者声门闭合形态　　　　图 7-2　患者声门外展形态

三、病因分析

声带麻痹或称喉麻痹，是指当喉的运动神经（喉返神经）受到损害时，即可出现声带外展、内收或肌张力松弛三种类型的麻痹。研究发现，双侧喉返神经损伤后双侧声带处于内收位，可出现呼吸困难、窒息。而喉返神经损伤是甲状腺手术的严重并发症之一，其发生率为 0.5%～5%。喉返神经损伤的原因：①手术操作直接损伤，术中出血，视野模糊止血夹夹闭血管的同时可能误伤与血管伴行的喉返神经；②喉返神经解剖结构复杂，左侧神经行程较长，当周围组织有炎性病变或瘢痕组织时，缝合时易损伤神经；③操作时神经被过度拉伸或神经暴露后供血不足。

该患者临床表现为拔管后呼吸困难，并伴有喘鸣音，经耳鼻喉科会诊诊断为双侧声带麻痹。分析原因可能是手术过程中误伤喉返神经。

四、护理诊断

1. 低效性呼吸型态：与声带麻痹有关。
2. 恐惧：与担心手术效果有关。
3. 疼痛：与手术创伤有关。

五、护理目标

1. 患者能进行有效呼吸，不发生缺氧。

2. 患者情绪稳定，能配合治疗。

3. 患者疼痛减轻，能耐受。

六、护理措施

护理措施 1：护士提前准备气管切开包及抢救用物。患者入室后严密监测生命体征，及时给予呼吸支持。拔管后持续鼻导管吸氧，必要时面罩吸氧，重点关注患者呼吸情况，如有异常及时通知麻醉医生。

护理措施 2：护士专人看护，并给予言语上的安抚，减轻患者恐惧心理，向患者解释操作目的以取得患者配合。保持恢复室安静整洁，减少噪声等的刺激。

护理措施 3：遵医嘱给予患者止痛药，指导患者深呼吸。全身放松，咳嗽时双手轻压伤口，避免牵拉使疼痛加剧。

七、护理流程经验总结

甲状腺手术患者详细交接班，掌握患者专科病情

↓

密切观察患者呼吸状态、伤口敷料、引流管

↓

拔管前备好抢救物品、药品、急救设备

↓

评估患者拔管风险，遵医嘱拔除气管导管

↓

拔管后出现呼吸困难，立即托下颌面罩加压给氧，同时报告医生

↓

维持患者通气，安抚患者情绪

↓

遵医嘱护送患者至手术间进行气管切开

↓

完善抢救记录，总结抢救经验

病例 8　膀胱肿瘤电切术后高碳酸血症老年患者的恢复期护理 1 例

一、病例摘要

患者，男，82 岁，体重 40kg，体重指数（BMI）16.65kg/m²。患者于 2 个月前在当地医院体检行腹部彩超，发现膀胱内新生物占位。尿常规发现镜下血尿，为求进一步治疗收住入院。患者先天马蹄肾，曾于 2016 年 9 月因右侧肾盂肾癌行右肾输尿管全切术，心脏超声检查：射血分数（EF）57%。术前麻醉科会诊建议：充分沟通，告知风险。术中维持血压稳定，控制出入量平衡。

麻醉手术经过：患者于全麻下行经尿道膀胱肿瘤电切术。麻醉诱导依次给予咪达唑仑 1mg、舒芬太尼 10μg、依托咪酯 8mg、罗库溴铵 30mg，快速表面麻醉下置入 6.5 号加强型气管导管，术中生命体征平稳。总入量 600ml，总出量 120ml，手术历时 45 分钟，手术过程顺利。

二、护理过程

9:50 患者带气管导管入恢复室，常规监测，呼吸机辅助呼吸。

10:10 患者意识恢复，能配合护士行指令性动作。自主呼吸恢复，给予鼻导管吸氧，氧流量 4L/min，血压 150/82mmHg，血氧饱和度维持在 98%。评估拔管指征。前臂可抬离床面但不能对抗重力，继续吸氧观察。

10:30 患者血压升至 185/85mmHg，遵医嘱给予乌拉地尔 12.5mg 静脉注射。

10:35 血压下降至 160/82mmHg，血氧饱和度为 99%。

10:40 患者血压再次升高至 180/87mmHg，遵医嘱再次给予乌拉地尔 12.5mg 静脉注射。

10:45 患者血压降至 160/85mmHg，血氧饱和度为 98%。

10:50 护士发现患者呼之不应，观察双侧瞳孔较小，约 1mm，等大等圆，无对光反射，无肌力，无肢体活动意识，血氧饱和度维持在 98% 左右，通知麻醉医生处理病情。

10:55 护士检查患者发现患者皮肤湿冷，测腋下温度 34.6℃，立即使用暖风机复温。

10:57 麻醉医生到场，检查发现患者胸廓起伏幅度小，呼吸节律快。测潮气量约 200ml，呼吸频率 20 次 / 分，血氧饱和度为 98%。

11:00 测动脉血气，pH 为 6.92，$PaCO_2$ 为 92mmHg，PaO_2 为 251mmHg，BE（B）为 –13.7mmol/L，SaO_2 为 98%。

11:02 遵医嘱为患者行呼吸机辅助通气，采用同步间歇指令通气模式，潮气量 400ml，呼吸频率 16 次 / 分。

11:05 遵医嘱给予患者碳酸氢钠 125ml 静脉滴注。

11:30 患者再次恢复呼吸，意识恢复，能配合护士做指令性动作，检查肌力，前臂能抬离床面持续 10 秒以上，抬头坚持 10 秒以上，达到低风险拔管指征。撤呼吸机更换鼻导管吸氧，氧流量 3L/min。

11:45 测动脉血气，pH 为 7.25，$PaCO_2$ 为 50mmHg，PaO_2 为 307mmHg，BE（B）为 –3.8mmol/L，SaO_2 为 100%。

11:50 遵医嘱拔除气管导管。

12:10 患者生命体征平稳，血压 148/80mmHg，心率 80 次 / 分，血氧饱和度为 96%，体温 36.1℃，经麻醉医生评估后，佩戴便携式血氧饱和度测量仪途中持续观察，送回病房。恢复时间 2 小时 20 分钟。

三、病因分析

该患者血气结果显示为高碳酸血症。导致高碳酸血症的原因包括两个方面：二氧化碳产量增加（外源性二氧化碳输入如人工气腹、输注碳酸氢钠溶液等）和排出减少（通气不足及碱石灰失效）。

该患者为高龄老人，呼吸道反射活动低下，呼吸中枢对二氧化碳的反应减弱。且患者为低体重、先天马蹄肾、右侧肾盂肾癌，肾脏对药物代谢功能降低，使肌松剂、镇静药、镇痛药的作用时间延长，呼吸抑制，通气不足。恢复早期吸氧氧流量相对较大，加剧了该患者高碳酸血症的发生。人体内二氧化碳分压 90 ～ 120mmHg 时产生二氧化碳中毒，会使人意识丧失。二氧化碳蓄积早期会出现交感神经兴奋症状如满面潮红、大汗、心率增快、血压升高，而晚期则表现为循环抑制症状。

四、护理诊断

1. 低效性呼吸型态：与麻醉药物未代谢彻底有关。
2. 有电解质紊乱的风险：与高碳酸血症有关。
3. 体温过低：与手术暴露、术中液体冲洗有关。
4. 有皮肤完整性受损的危险：与长时间被动卧位有关。

五、护理目标

1. 恢复期保持患者通气功能。
2. 维持患者体内电解质平衡。
3. 恢复期使患者体温得到一定回升。
4. 保持患者皮肤的完整性，避免皮肤受损。

六、护理措施

护理措施 1：密切观察患者的呼吸型态，定时测量潮气量，及时给予呼吸机辅助呼吸。加强神经肌肉功能监测，必要时给予新斯的明进行拮抗。及时清理呼吸道分泌物，拔管前为患者充分膨肺数次。

护理措施 2：记录患者出入量，定时测量血气值，及时调整，使机体内环境稳定。放置体温探头，持续监测体温。使用暖风机复温，每隔 10 分钟改变暖风机出气口位置，谨防烫伤。给患者使用输液加温器，使输注的液体维持在 37℃。

护理措施 3：骨骼突出处垫气圈或海绵垫。保持床单位整洁、干燥，无皱褶，无渣屑。保持功能体位。

七、护理流程经验总结

评估高龄患者拔管风险，备好急救物品、肌松监测仪

↓

专人护理，密切观察患者生命体征，重点观察呼吸情况

↓

发现高碳酸血症，立即汇报医生

↓

遵医嘱对症处理

↓

遵医嘱拔管

↓

保温及皮肤护理

↓

心理护理

病例 9　左肺下叶切除术发生右侧气胸患者的恢复期护理 1 例

一、病例摘要

患者，女，62 岁，身高 158cm，体重 68kg，患者平素体健，体检时发现左肺下叶阴影，门诊收入院，术前诊断：左肺下叶阴影。在全麻下行左肺下叶切除、肺门淋巴结清扫术。患者入手术室时血氧饱和度为 93%。

麻醉手术经过：经口明视下为患者插入 35 号右双腔气管导管。双腔气管导管插管不顺利，更换 28 号右双腔气管导管后仍然不能到位，最终置入 8.0 号普通气管导管，左侧肺使用封堵管进行手术。手术过程顺利，麻醉平稳。术中总入量 2100ml，出量 950ml（其中尿量 900ml，出血量 50ml），手术历时 2 小时 35 分钟。手术结束后带气管导管入恢复室。

二、护理过程

12:40 患者入恢复室，常规监测，生命体征平稳。

13:15 患者意识清醒，肌力恢复正常，停止吸氧观察 5 分钟后遵医嘱拔除气管导管。拔管后患者能够自主咳嗽，生命体征平稳，血氧饱和度为 95%。

13:25 患者血氧饱和度突然下降，由 95% 迅速下降至 86%，患者意识清醒，能自主配合。护士立即托下颌，面罩加压给氧，同时呼叫主麻医生和分区主任。患者血氧饱和度 1 分钟后上升至 90%。

13:27 听诊双肺呼吸音，双肺有喘鸣音，遵医嘱给予甲泼尼龙琥珀酸钠 40mg、二羟丙茶碱 0.25mg 静脉注射。

13:29 测血气，结果示：$PaCO_2$ 为 57mmHg，PaO_2 为 49mmHg，pH 为 7.29。

13:35 为患者行储氧面罩给氧，氧流量 10L/min，患者血氧饱和度为 89%～90%，立即通知主刀医生来恢复室处理患者病情。

13:37 主刀医生到场，未做特殊处理，嘱继续观察。

13:41 患者血氧饱和度仍未改善，准备为患者行气管插管。

13:42 遵医嘱给予丙泊酚 60mg、米库氯铵 10mg 静脉注射。

13:45 为患者行气管插管，听诊双肺呼吸音时发现右侧胸廓突起，按压发硬，叩诊为鼓音。给予患者纯氧吸入，血氧饱和度为 92%。

13:50 听诊双肺呼吸音，发现右肺无呼吸音，麻醉医生行纤支镜检查，未见特殊状况。

13:56 外科医生用20ml注射器针头进行胸腔穿刺，有"呲呲"排气声，但胸廓突起无改善。此时患者血氧饱和度为 92%～93%。

14:00 为患者行双肺超声检查，未见特殊状况。

14:08 再次行纤支镜检查，并行右肺吸痰。

14:10 听诊患者右肺呼吸音较弱，患者不能脱离呼吸机维持呼吸。

14:15 给予丙泊酚 50mg、米库氯铵 4mg 静脉注射。联系放射科摄床旁胸片。

14:20 为患者拍摄胸片，发现右肺气胸（图 9-1），胸科医生拟行胸腔闭式引流。14:25 测血气 $PaCO_2$ 为 41mmHg，PaO_2 为 183mmHg，pH 为 7.37。14:30 协助外科医生行胸腔闭式引流，14:40 胸腔闭式引流结束，但是患者胸廓凸起未改善。

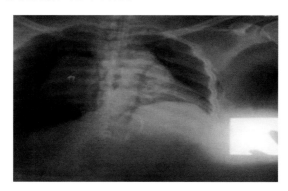

图 9-1　右肺气胸胸片

15:00 再次行纤支镜吸痰。15:05 患者意识恢复。15:30 外科医生为患者行支气管镜检查，未见特殊状况，嘱继续观察。

15:35 将胸腔闭式引流袋更换为水封瓶，并持续负压吸引。15:36 患者血氧饱和度为 100%。15:45 为患者尝试撤呼吸机，更换鼻导管吸氧，氧流量为 5L/min。16:00 遵医嘱为患者拔除气管导管。患者生命体征平稳。

16:20 遵医嘱送患者回病房。患者恢复时间共计 3 小时 40 分钟。患者在麻醉恢复过程中血压、心率无大的波动。患者送回病房后持续行水封瓶负压吸引。

患者术后第 6 天拔除右肺胸腔闭式引流管。术后第 7 天恢复出院。

三、病因分析

张力性气胸又称高压性气胸，常见于较大肺大疱的破裂或较大较深的肺裂伤或支气管破裂，导致吸气时空气进入胸膜腔的量大于呼气时胸膜腔排出量。或因伤口有活瓣作用，吸气时活瓣开放，空气进入胸膜腔，呼气时活瓣关闭，空气不能排出，使伤侧胸膜腔内压力越来越高，造成对肺组织的严重压迫和对纵隔的推移,导致严重的呼吸及循环功能障碍,正压通气可进一步加重临床症状。体检时可见患侧胸部饱满,肋间隙增宽,呼吸幅度减弱,叩诊为高度鼓音,听诊呼吸音消失,可有皮下气肿。常见原因为创伤、机械通气、肺大疱破裂等。

该患者发生张力性气胸的原因为手术过程中医生操作失误引起健侧肺的损伤。

四、护理诊断

1. 不能维持自主呼吸:与患者健侧肺发生气胸有关。
2. 气体交换受损:与患者行开胸手术及气胸有关。
3. 有皮肤完整性受损的危险:与麻醉恢复期时间较长有关。

五、护理目标

1. 麻醉恢复期间维持患者循环、呼吸的稳定。
2. 保证患者有充分的氧供,防止缺氧。
3. 恢复期间不发生皮肤问题。

六、护理措施

护理措施1:发现患者有异常呼吸情况及时汇报,联系多学科会诊。遵医嘱备好手术敷料包,协助外科医生行胸腔闭式引流,改善患者气胸症状,恢复患者自主呼吸。

护理措施2:遵医嘱为患者行持续机械通气,提供高浓度氧疗,根据患者病情变化及时调整呼吸参数。

护理措施3:为患者抬高床头30°,恢复期间注意患者的皮肤护理,每2小时翻身1次,在骶尾部及骨骼突出处涂抹液状石蜡,放置棉垫保护,也可使用赛肤润局部涂抹,防止皮肤压红。

七、护理流程经验总结

专人看护患者，常规监测

↓

发现呼吸异常，立即通知医生对症处理

↓

联系相关科室会诊，积极查找原因

↓

协助进行各项检查、治疗，配合行胸腔闭式引流

↓

与医生共同评估拔管指征，在医生协助下拔除气管导管

↓

做好胸腔闭式引流管路护理

↓

及时清理呼吸道分泌物

↓

做好心理护理

病例 10　双膝关节置换术后低氧血症患者的麻醉恢复期护理 1 例

一、病例摘要

患者，女，56 岁，身高 160cm，体重 81kg。患者于 10 年前无明显诱因出现双膝关节疼痛，伴行走困难，自行休息后缓解，因不影响日常生活，未予重视。此后间歇出现疼痛，于久站、久行、劳累后症状加重（图 10-1），休息后减轻，2 年前症状加重，严重影响日常生活，在当地医院注射透明质酸钠治疗后，效果差，为求进一步诊治收住入院，患者既往伴有高血压 3 年、糖尿病 3 年，控制良好。其余无特殊。

麻醉手术经过：患者择期在全麻下行双膝关节置换术，麻醉诱导给予咪达唑仑 2mg、舒芬太尼 20μg、罗库溴铵 50mg、依托咪酯 20mg，麻醉效果满意，经口置入 7.0 号加强型气管导管，插管过程顺利。麻醉维持使用七氟烷、丙泊酚、瑞芬太尼。手术历时 2 小时 10 分钟，总入量 2400ml，其中自体血 400ml，总出量 500ml。麻醉手术过程顺利（图 10-2），于当日 16:20 手术结束进入麻醉恢复室。

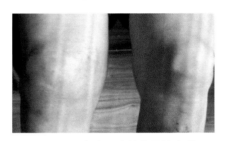
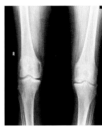
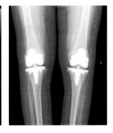

图 10-1　患者双膝关节置换术前　　　图 10-2　患者双膝关节置换术后影像图

二、护理过程

16:20 患者带气管导管进入麻醉恢复室，呼吸机辅助呼吸，持续心电监护，吸入氧浓度 40%，血氧饱和度为 92%。遵医嘱调整吸入氧浓度为 60%，血氧饱和度上升为 96%。

16:30 患者意识恢复，自主呼吸恢复，严格掌握拔管指征，遵医嘱拔除气管导管，给予鼻导管吸氧，氧流量 4L/min，患者血氧饱和度为 89% ～ 90%。

16:40 遵医嘱测血气，PaO$_2$ 54mmHg，给予储氧面罩吸氧，氧流量 8L/min，血氧饱和度为 96%。

16:45 血压升高至 180/104mmHg，遵医嘱给予盐酸乌拉地尔分次静脉注射。血压维持在 160/90mmHg 左右。再次更换为鼻导管吸氧，氧流量 8L/min，但血氧饱和度不能维持在 90% 以上。再次更换为储氧面罩持续吸氧，患者血氧饱和度维持在 95% 以上。

17:00 遵医嘱带氧气袋及储氧面罩将患者送回病房。

三、病因分析

低氧血症是指血液中含氧不足，动脉血氧分压低于同龄人的正常下限，主要表现为血氧分压与血氧饱和度下降。成人正常动脉血氧分压为 83 ～ 108mmHg。低氧血症的诊断标准主要是指在呼吸空气时，动脉血氧分压＜ 60mmHg。血氧分压与血氧饱和度是相互关联的，血氧饱和度正常为 96% ～ 100%。当血氧饱和度＜ 90% 时（血氧分压＜ 60mmHg），即认定为低氧血症。低氧血症患者由于手术创伤、失血、麻醉药物作用等复杂因素，患者呼吸运动受限，可诱发和加重麻醉术后其他并发症，低氧血症是术后死亡率居高不下的重要原因。

该患者年龄较大，体型偏胖，手术创伤大，进入恢复室后第一次血气分析 PaO_2 为 54mmHg，自主呼吸后血氧饱和度不能维持在 90% 以上，经过积极治疗后呼吸指征仍无明显改善，符合低氧血症诊断标准。分析原因可能为多种因素综合作用的结果示：基础肺功能不佳、全麻后肺不张、通气血流比失调及手术创伤炎性因子刺激、疼痛刺激等。

四、护理诊断

1. 低效性呼吸型态：与患者术后呼吸浅快有关。
2. 疼痛：与双膝手术有关。
3. 皮肤完整性受损：与患者年龄较大、手术时间长有关。

五、护理目标

1. 恢复期间保持患者血氧饱和度不低于 90%。
2. 患者恢复期间疼痛评分＜ 3 分。
3. 恢复期间患者受压部位皮肤无压红。

六、护理措施

护理措施 1：保持患者呼吸道通畅，及时清理分泌物。根据患者血氧饱和度情况适当调节吸入氧流量，必要时为患者使用储氧面罩，提高氧浓度。抬高床头 45°，有利于增加患者呼吸空间，加强气体交换。指导患者使用正确、有效的呼吸方式，用口深吸气，用鼻慢呼气。

护理措施 2：使用面部表情评分法正确评估患者疼痛级别，对患者进行早期疼痛健康教育，为患者宣教镇痛泵的使用及原理。对患者进行疏导、心理护理，转移患者对疼痛的注意力。运用暗示性、鼓励性语言及肢体语言稳定患者情绪，可增加患者对疼痛的耐受力，提高疼痛阈值。必要时遵医嘱给予患者镇痛药物。

护理措施 3：恢复期间保持床单位干净、平整、无褶皱。为患者骶尾部及后背涂抹皮肤保护剂，并使用软垫保护长时间受压皮肤。在保证功能体位的情况下协助患者定时翻身，避免同一部位长时间受压导致压疮的发生。

七、护理流程经验总结

详细掌握患者病史、麻醉手术过程

↓

密切观察患者病情变化

↓

严格掌握拔管指征，遵医嘱拔管

↓

持续高流量氧气吸入或使用储氧面罩

↓

协助患者有效咳嗽、有效肺复张

↓

面罩加压给氧，提高氧浓度

↓

必要时给予气管插管，呼吸机辅助呼吸

↓

做好心理护理，增加患者恢复的信心

病例 11　颅底咽旁肿物术后气道梗阻患者的恢复期护理 1 例

一、病例摘要

患者，女，66 岁，2014 年发现右侧面颊部有一拇指盖大小肿物，就诊于当地医院，2018 年 1 月在外院就诊，腮腺 CT 示右侧腮腺占位性病变，门诊活组织检查病理示：腺细胞癌。为进一步治疗就诊于口腔外科门诊，门诊以右侧腮腺腺泡细胞癌收入口腔外科。患者目前精神状态良好，食欲正常。在 2017 年有肠息肉摘除史。

麻醉手术经过：患者在全麻下行右腮腺区浅叶切除面神经解剖术、颅底咽旁肿物切除术、放射粒子植入术、引流术。

麻醉诱导：咪达唑仑 1mg、舒芬太尼注射液 10μg、依托咪酯注射液 10mg、罗库溴铵注射液 40mg，诱导过程平稳。可视喉镜下经口腔置入 7.0 号气管导管。术中以 1% 七氟烷、丙泊酚注射液 12ml/h、瑞芬太尼注射液 12μg/（kg·min）维持麻醉。麻醉过程顺利，术中患者生命体征平稳，失血量 30ml，术中未导尿，输液量 1600ml。

二、护理过程

10:30 患者带气管导管入麻醉恢复室，生命体征平稳，医生交班时病情无特殊。

10:35 患者清醒，能完成指令性动作，停氧观察 10 分钟，血氧饱和度最低为 90%，之后吸氧使之达到 99%，遵医嘱拔除气管导管。

拔管后护士嘱患者咳嗽，发现患者不能自主咳嗽，嘱患者张嘴后发现其咽腔组织水肿堵塞上呼吸道（图 11-1），10 分钟后血氧饱和度下降至 90%，患者呼吸困难并有三凹征的表现。护士立即为患者托下颌、行呼吸机面罩通气，立即通知医生到场处理。

11:05 口腔科主任到场嘱立即在局麻下行气管切开术，护士立即备物。

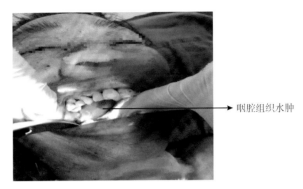

咽腔组织水肿

图 11-1　咽腔组织水肿堵塞上呼吸道

11:18 口腔科主任完成气管切开术，患者生命体征平稳，给予咪达唑仑 1mg 静脉注射，呼吸机辅助呼吸。11:56 测动脉血气，血气结果正常。12:30 遵医嘱将患者送回病房。恢复时间 2 小时。

三、病因分析

咽旁颅底区域解剖结构复杂，发生在该区的肿瘤早期不易被发现，诊断困难，位置比较深，手术难度和危险性大。颅底咽旁肿物由于术后黏膜水肿和神经损伤等原因容易引起上呼吸道梗阻致呼吸困难，为了防止术后咽腔组织水肿影响呼吸，术中可预防性行气管切开术，保证术后呼吸道通畅。对于肿瘤较小、手术创伤不大的病例可以不做气管切开。

本病例出现呼吸道梗阻的原因为肿瘤比较大，肿物切除术后留下一个大的腔隙，而且手术操作造成的组织水肿，特别是软腭、扁桃体区的肿大，会向咽旁突出，引起上呼吸道梗阻。

四、护理诊断

1. 低效性呼吸型态：与水肿堵塞呼吸道有关。
2. 清理呼吸道无效：与患者不能清除口腔内分泌物有关。
3. 有窒息的危险：与气道梗阻有关。

五、护理目标

1. 保持患者呼吸道通畅，维持正常的呼吸功能。
2. 彻底清除口腔及气道内分泌物。
3. 恢复期内无窒息发生。

六、护理措施

护理措施1：抬高床头，遵医嘱调节氧流量，保持吸氧管道通畅，必要时给予面罩吸氧，如发现呼吸费力、咳嗽无力、吞咽困难时应备好抢救用物，必要时配合医生行气管切开术。

护理措施2：保持呼吸道通畅，吸痰操作动作轻柔，及时清除气管和口腔内的分泌物。

护理措施3：患者平卧，头偏向一侧，便于口腔内分泌物排出，减少其流入气道发生窒息的危险。

七、护理流程经验总结

口腔内手术应充分评估患者拔管风险，备好抢救物品

↓

拔管前停止吸氧5分钟以上，重点观察血氧饱和度

↓

拔管后密切观察呼吸情况，发现呼吸困难立即通知医生

↓

按需吸痰，保持呼吸道通畅

↓

必要时配合医生行气管切开术

↓

密切观察病情变化，给予心理护理

病例 12　气管导管拔除后哮喘发作患者的麻醉恢复期护理 1 例

一、病例摘要

患者，女，63 岁，主因鼻塞、打喷嚏、流涕，伴间断嗅觉减退 10 年，感冒后加重就诊。2013 年上述症状加重，并伴有头痛、张口呼吸、失去嗅觉而就诊，医生诊断为鼻息肉、鼻窦炎。今为求进一步治疗就诊入院，拟在全麻下行鼻窦病变清除术。既往有糖尿病病史、青霉素过敏史和海鲜及尘土过敏史。其他系统无疾病，美国麻醉医师协会（ASA）分级为 2 级。

麻醉手术经过：患者在全麻下行双侧鼻息肉切除、病变清除术。14:30 麻醉开始，依次给予咪达唑仑 1mg、舒芬太尼 10μg、丙泊酚 75mg、罗库溴铵 40mg，经口置入 7.0 号气管导管。麻醉维持给予七氟烷、瑞芬太尼、盐酸右美托咪定，麻醉手术过程顺利，手术历时 1 小时 25 分钟，术中出血 50ml，总入量 600ml。术毕进入恢复室。

二、护理过程

16:25 患者带气管导管进入恢复室，常规监测，患者生命体征平稳。呼吸机辅助呼吸，气道压 37cmH$_2$O。

16:30 遵医嘱给予氨茶碱 25mg 静脉注射。

16:44 遵医嘱拔除气管导管。

16:45 患者血氧饱和度逐渐下降，最低至 70%，呼吸费力，视诊三凹征明显，听诊双肺哮鸣音，立即行 100% 氧气加压面罩给氧。

16:46 遵医嘱给予甲泼尼龙琥珀酸钠 40mg 静脉注射，经口给予"沙丁胺醇气雾剂" 2 掀。

16:47 患者血压 180/89mmHg，遵医嘱给予乌拉地尔 12.5mg 静脉注射。

17:00 持续加压面罩给氧，氧浓度 100%，患者血氧饱和度维持在 93% 左右，间断给予乌拉地尔控制血压，血压维持在 160 ～ 170/80 ～ 90mmHg。

17:25 持续面罩加压吸氧，患者血氧饱和度上升至 95%，生命体征平稳，嗜睡，暂无意识，对疼痛刺激有轻度反应。嘱继续观察。

17:50 ～ 19:30 测血气 4 次，血气值见表 12-1。

表 12-1　动脉血气测量值

指标名称	测量时间			
	17:50	18:18	18:50	19:28
pH	7.19	7.25	7.24	7.31
PaO_2（mmHg）	114	105	84	100
$PaCO_2$（mmHg）	81	64	66	53
BE（mmol/L）	0.4	−0.5	−0.5	−0.3

19:30 患者意识恢复，听诊双肺呼吸音清，能正确回答医护提问。生命体征平稳，无不良反应，停止吸氧后血氧饱和度不低于 92%，遵医嘱将患者送回病房后继续观察治疗。

三、病因分析

支气管哮喘是由多种细胞及细胞组分参与的慢性气道炎症性疾病，是一种以气道高反应性、气道炎症、可逆性气流受限、黏液高分泌、不同程度上皮下纤维化和气道重塑为主要特点，且发病机制仍不是很清楚的复杂性疾病（图 12-1）。主要临床表现为下呼吸道慢性炎症所致的气流阻塞及气道高反应性引起的发作性的喘息、气促、咳嗽、呼吸困难等症状。麻醉过程和手术均可导致支气管痉挛，表现为支气管平滑肌痉挛性收缩、气道变窄、通气阻力骤然增加、呼气性呼吸困难，最终导致严重缺氧和二氧化碳蓄积，并引起血流动力学改变。

该患者年龄较大，既往有过敏史，对尘土过敏，可能存在气道高敏反应，在本次麻醉中，麻醉药物作用及气管插管、吸痰等有创操作刺激均可引发哮喘发作，尤其是在麻醉诱导及复苏过程中，发生概率更高。

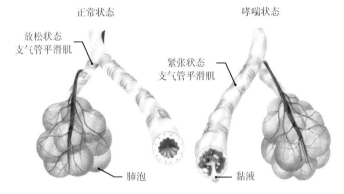

正常状态　　　　　　哮喘状态

放松状态
支气管平滑肌

紧张状态
支气管平滑肌

肺泡　　　　黏液

图 12-1　支气管哮喘气道变窄

四、护理诊断

1. 低效性呼吸型态：与患者哮喘发作有关。
2. 气体交换受损：与患者支气管痉挛有关。
3. 恐惧：与患者自感呼吸困难有关。

五、护理目标

1. 维持正常呼吸功能状态，保持患者呼吸道通畅。
2. 合理治疗患者气道痉挛，维持有效气体交换。
3. 减轻患者的焦虑和恐惧，使患者情绪稳定。

六、护理措施

护理措施 1：有哮喘发作史患者入恢复室时备好哮喘药及听诊器，在拔除气管导管前给予患者"沙丁胺醇气雾剂"2 掀，拔管后给予 2 掀。

满足拔管标准的前提下尽早或深麻醉下拔管，并及时清理分泌物。指导患者正确的呼吸方式，应用腹式呼吸，深吸气、慢呼气。在护理过程中密切观察患者生命体征，及时报告麻醉医生。

护理措施2：拔除气管导管前彻底清除气管导管及口腔内分泌物，避免残留分泌物刺激气道，加重呼吸困难症状。协助患者翻身叩背，使痰液松动，以利于患者自行将其咳出。抬高床头30°～45°，利于呼吸。高流量氧气吸入，保证供氧充足。加压面罩给氧，促进气体交换。必要时给予气管插管，呼吸机辅助呼吸。

护理措施3：注意观察患者的主诉和体征表现，如患者出现焦虑、烦躁，应及时合理约束患者四肢，避免患者坠床或发生意外伤害。密切监测生命体征，给予患者言语安抚。保持环境安静舒适，避免嘈杂声音刺激。给予患者心理护理，树立战胜疾病的信心。

七、护理流程经验总结

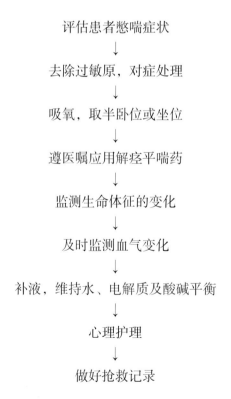

评估患者憋喘症状

↓

去除过敏原，对症处理

↓

吸氧，取半卧位或坐位

↓

遵医嘱应用解痉平喘药

↓

监测生命体征的变化

↓

及时监测血气变化

↓

补液，维持水、电解质及酸碱平衡

↓

心理护理

↓

做好抢救记录

循环系统并发症护理

病例 13　术后恢复期心律失常患者的护理 1 例

一、病例摘要

患者，女，82 岁，身高 153cm，体重 62kg。现病史：患者于 2018 年 11 月发现左腭部有肿物突出，无压痛，无其他明显不适，后肿物继续增大。2019 年 3 月在当地医院做病理检查，结果显示为疣状癌，累及固有膜，现为进一步手术治疗来院就诊。既往史：高血压病史 10 年，糖尿病病史 40 余年，10 余年前有脑梗死病史。曾行右膝关节置换术，50 余年前有头部外伤史，有青霉素过敏史，有输血史。

麻醉手术经过：患者在全麻下行腭部肿物切除术。麻醉诱导：舒芬太尼 15μg、丙泊酚 30mg、依托咪酯 10mg，诱导过程平稳。经右鼻纤支镜辅助下插入 6.0 号气管导管。术中以 1% 七氟烷、丙泊酚 12ml/h、瑞芬太尼 12μg/（kg·min）维持麻醉。术中潮气量 450ml，呼吸频率 12 次 / 分，其中 ETCO$_2$ 维持在 35 ～ 45mmHg，手术历时 38 分钟。术中总入量 1100ml，出血量 50ml，未导尿。手术过程顺利，麻醉满意，偶发室性前期收缩，生命体征平稳。

二、护理过程

11:05 患者带气管导管进入麻醉恢复室。入室后呼吸机维持呼吸，常规监测生命体征，血氧饱和度为 100%，血压 152/82mmHg，呼吸频率 12 次 / 分，心率 74 次 / 分。检查患者皮肤完好。

11:25 患者意识恢复，自主呼吸恢复，血氧饱和度维持在 98 % 左右，肌力未完全恢复，耐管性良好，无呛咳，偶发室性期前收缩，报告麻醉医生，遵医嘱不做特殊处理，持续密切观察生命体征。

12:15 患者符合拔管指征，遵医嘱拔除气管导管，拔管时患者口腔分泌物较多，伤口处有一填塞纱布，缝合于伤口上方（图 13-1）。

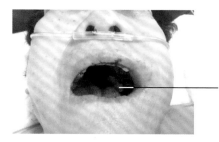

口内有填塞纱布，分泌物较多，少量渗血

图 13-1　口内填塞纱布

12:30 患者主诉胸闷、呼吸费力，观察心电图出现频发二联律（图 13-2），立即呼叫麻醉医生。

12:32 遵医嘱给予患者利多卡因注射液 40mg 静脉滴注。

12:34 患者心电图恢复正常（图 13-3）。

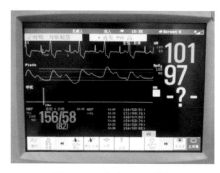

图 13-2　心电图二联律

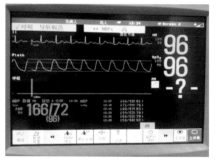

图 13-3　心电图恢复正常

12:37 患者心电图再次出现室性二联律。遵医嘱于 12:38 ～ 12:50 分 3 次将 35mg 盐酸普罗帕酮缓慢静脉滴注。

12:51 患者心电图恢复正常，患者仍然主诉胸闷。

13:00 通知外科医生联系重症监护室（ICU）。13:00 ~ 13:45 持续二联律，其他生命体征平稳。13:45 遵医嘱将患者送回外科 ICU 继续进一步治疗。

三、病因分析

患者高龄，同时合并其他基础疾病、长期用药史等，可能导致各种电解质失衡及内环境紊乱。更重要的是，老年人自主神经功能减退，心血管系统对于应激状态的调节能力减弱，容易诱发各种心律失常、心力衰竭甚至心肌梗死等心血管意外事件。另外，该患者有高血压病史 10 年，长期高血压可使左心室负荷加重，可导致心肌肥厚。老年人心肌肥厚、血管弹性降低、血管壁增厚、外周血管阻力增加，导致心脏排血阻力增加，心肌耗氧量增加，容易出现各种心律失常。

结合本病例分析，患者在各种既往史的基础上经历术前情绪紧张、手术操作及术后吸痰拔管等操作的刺激诱发了心律失常。

四、护理诊断

1. 潜在并发症：猝死。
2. 清理呼吸道无效：与患者手术部位及口腔内部填塞纱布有关。
3. 焦虑：与术后恢复期频发心律失常有关。

五、护理目标

1. 及时纠正患者心律失常，恢复期无严重并发症发生。
2. 麻醉恢复患者呼吸道通畅，能有效进行气体交换。
3. 患者恢复期情绪稳定，无焦虑，无紧张。

六、护理措施

护理措施 1：术后恢复期加强患者生命体征的观察，特别是心律失常的观察。一旦发生异常情况，则及时呼叫各级医生进行处理，责任护士应提前备好相关药物、物品。

护理措施2：由于患者手术部位在口腔内部，且口腔内有一块填塞纱布，加之患者分泌物较多，故麻醉恢复室护士应备好吸引器，加强看护，随时为患者清理口鼻内分泌物，保证患者呼吸道通畅。

护理措施3：术毕拔除气管导管后患者呈清醒状态，医护工作者在为患者处理异常状况时言语应谨慎，避免当着患者的面过多地谈论病情，以免造成患者恐慌。护士应及时关注患者情绪及主诉，给予患者环境介绍、心理安慰，同时加强责任心，随时关注患者主诉，并予以解决。

七、护理流程经验总结

由于高龄手术患者增多，术后麻醉恢复期心律失常患者也日益增多，护理人员应加强心电图相关知识的学习。在临床护理中要学会辨别各种心律失常的心电图图形，第一时间识别异常心电图的出现，及时通知相关医生，为患者的治疗争取更多的时间。作为麻醉恢复室护士，不仅要有严肃认真的工作态度，而且要具备广泛丰富的业务知识，在应对各种异常状况时做到思路清晰，从容不迫。

针对本病例，护理流程经验总结如下：

与麻醉医生及巡回护士认真执行交接班制度

↓

密切观察患者心电示波，有异常及时汇报

↓

评估患者拔管指征，充分吸引口鼻分泌物

↓

遵医嘱为患者拔除气管导管

↓

发现心电图异常及时呼叫责任麻醉医生到场

↓

准备治疗相关药物，执行相应医嘱

↓

做好患者心理疏导

↓

治疗效果不佳时，则视情况备除颤仪及抢救车

↓

及时、准确记录用药及治疗过程

病例 14　胸科手术后出血患者的麻醉恢复期护理 1 例

一、病例摘要

患者，男，62 岁，身高 170cm，体重 64kg。现病史：患者于 2 个月前因吸烟偶尔出现刺激性咳嗽、咳痰、痰中带血，无胸闷、气促、哮鸣，无发热、乏力、食欲缺乏、声音嘶哑、胸腔积液、吞咽困难，无头痛、头晕、恶心、呕吐，1 个月前咳嗽频繁，痰中带血加重，于 2011 年 7 月 10 日在当地市中心医院住院，入院后行胸部 X 线检查示右肺阴影，给予阿奇霉素抗感染治疗 1 周后，于 2011 年 7 月 19 日行 CT 平扫＋增强检查仍示右肺阴影未消失，为求进一步检查及治疗入院。既往史：服用阿司匹林肠溶片 13 天，2 片／日，停药 10 天，曾行腹股沟斜疝手术，否认外伤、输血史，否认食物、药物过敏史。家族史：否认家族性遗传病史。

麻醉手术经过：患者在全麻下行胸腔镜辅助下右肺下叶切除、纵隔淋巴结清扫术。麻醉诱导：芬太尼注射液 0.15mg、依托咪酯注射液 20mg、罗库溴铵注射液 50mg，诱导过程平稳。经口腔纤支镜辅助下插入左侧 37 号双腔气管导管。术中以 1% 七氟烷、丙泊酚注射液 10ml/h、瑞芬太尼注射液 10μg/（kg·min）维持麻醉。术中潮气量 450ml，呼吸频率 12 次／分，其中 $ETCO_2$ 维持在 35～45mmHg，手术历时 3 小时 33 分钟。术中总入量 3100ml，出血量 260ml，尿量 400ml。手术过程顺利，麻醉满意，生命体征平稳。

二、护理过程

13:10 患者带气管导管入麻醉恢复室。入室后继续用呼吸机维持呼吸，常规监测生命体征，血氧饱和度为 100%，血压 144/81mmHg，呼吸频率 12 次 / 分，心率 82 次 / 分，检查患者皮肤完好。

13:45 患者意识恢复，自主呼吸恢复，更换鼻导管吸氧，血氧饱和度维持在 98% ～ 100%。评估患者肌力恢复，意识清晰，循环稳定，胸腔闭式引流管通畅，内有少量淡粉色引流液，符合拔管指征，遵医嘱拔除气管导管。拔管后患者生命体征平稳，给予鼻导管吸氧 5L/min。

13:50 发现患者胸腔闭式引流袋内引流液突然增多至 300ml，立即通知外科医生和麻醉医生到场处理，同时加快输血及补液速度，测量血压，血压下降至 102/80mmHg，心率 124 次 / 分，立即准备各类抢救药物。

13:52 各级医生到场，患者引流液增多至 500ml，血压下降至 75/45 mmHg，心率 129 次 / 分，遵医嘱多次给予麻黄碱及去氧肾上腺素升压，同时给予咪达唑仑注射液镇静，将血压维持在 90 ～ 100/60 ～ 70mmHg。

14:01 将患者送回术间行开胸探查止血术。患者返回术间后手术历时 1 小时 45 分钟。

16:30 手术结束后将患者送往恢复室，常规监测生命体征。

16:45 患者清醒，再次拔除气管导管，密切观察患者，生命体征平稳，意识清晰，引流液无增多，经麻醉医生评估后，于 17:20 遵医嘱将患者送回病房。

三、病因分析

根据患者的临床表现可判断此患者出现了术后活动性出血。开胸术后最常见的并发症之一是术后活动性出血，其也是术后再次行剖胸探查最常见的原因，有文献报道其发生率为 0.69% ～ 1.53%。由于术后活动性出血进展较为迅速，若不及时处理，患者死亡率较高。

四、护理诊断

1. 组织灌注量改变：与术后活动性出血有关。
2. 清理呼吸道无效：与开胸手术及呼吸道分泌物增多有关。
3. 疼痛：与手术创伤有关。
4. 恐惧：与担心手术效果有关。

五、护理目标

1. 维持有效循环，保证心、脑、肺、肾重要器官的血供。
2. 患者呼吸道通畅，能进行有效呼吸。
3. 最大限度地减轻患者疼痛。
4. 减少患者的焦虑感。

六、护理措施

护理措施1：患者入室后严密监测生命体征，密切观察引流管是否通畅，以及引流液的颜色、量、形状，及时发现引流管脱出、堵塞或出血等不良事件的发生，必要时准备好急救车及插管用物，同时为患者建立两条以上静脉通路。

护理措施2：为患者拔除气管导管时应充分吸净患者口鼻腔内的分泌物，并为患者进行有效膨肺。拔除气管导管后可常规将患者床头抬高30°，同时评估患者的呼吸型态及呼吸音情况。指导并鼓励患者进行有效咳嗽及腹式呼吸。给予患者氧气吸入，保持氧气持续湿化，防止痰液干燥。

护理措施3：保持环境安静舒适，协助患者取舒适体位。观察疼痛的性质，正确评估疼痛评分，给予患者适当安慰，减轻患者心理负担。有镇痛泵者则可为患者按压镇痛泵，或及时告知麻醉医生，遵医嘱给予相应药物处理。

护理措施4：患者清醒拔除气管导管后，应向患者简单介绍手术情况，减少患者的担忧。医护人员之间沟通患者病情时尽量回避患者，降低仪器的报警音量等，以减少对患者的干扰。同时，可根据患者具体情况为患者制订有针对性的心理护理方案。

七、护理流程经验总结

与麻醉医生及巡回护士详细交接班

↓

检查胸腔管路是否通畅，关注引流液及尿量

↓

严格遵守拔管指征，为患者拔除气管导管

↓

发现引流量增多，及时通知麻醉医生和外科医生到场

↓

组织专人看护，并进行抢救人员的合理分工
（配合抢救、记录、准备急救物品）

↓

及时记录出血量，调整血压测量频率

↓

建立两条以上静脉通路，准备有创动脉监测

↓

加快输血、输液速度

↓

备好再次插管用物

↓

及时将患者送回术间行探查止血术

↓

准确记录麻醉恢复期记录单及护理记录单

↓

加强术后访视

病例 15　心脏压塞患者的麻醉恢复期护理 1 例

一、病例摘要

患者，女，46 岁，身高 162cm，体重 48kg，患者体检时发现前上纵隔占位 2 月余。患者除稍感胸闷、气短外，无其他症状。患者 20 年前曾行甲状腺手术。患者有吸烟史，平素吸烟 1 包 / 日。CT 显示肿瘤大者为 10cm×10cm×9cm，小者为 4cm×3.5cm×3cm。病变局部与主动脉关系密切。

麻醉手术经过：患者在全麻下行纵劈胸骨、纵隔肿瘤切除术。患者经口明视下顺利置入 35 号左双腔气管导管。手术过程顺利，麻醉平稳。术中总入量 4100ml，出量 1600ml（其中尿量 900ml，出血 700ml）。手术历时 3 小时 15 分钟。手术结束后带双腔气管导管入恢复室。

二、护理过程

患者于 13:00 入麻醉恢复室，常规监测，第一次血压为 58/35mmHg，再次测量为 57/34mmHg，心率 62 次 / 分，血氧饱和度为 100%。遵医嘱立即给予麻黄碱 10mg 静脉注射，同时立即呼叫分区主任及手术主刀医生。

13:01 主任到场指挥抢救。13:02 主刀医生到达恢复室。13:03 连接唯截流（vigileo）监测仪，此时患者胸腔引流液颜色鲜红，量约 100ml，血压为 57/32mmHg，心率 61 次 / 分，血氧饱和度为 100%。

13:05 遵医嘱给予患者麻黄碱 10mg 静脉注射，此时患者血压为 59/35mmHg，心率 60 次 / 分，血氧饱和度为 100%。13:07 遵医嘱给予患者盐酸肾上腺素 10μg 静脉注射。患者血压为 59/38mmHg，心率 65 次 / 分，血氧饱和度为 100%。13:09 遵医嘱给予盐酸去氧肾上腺素 20μg 静脉注射，患者血压升至 70/50mmHg，心率 68 次 / 分，血氧饱和度为 100%。此时患者引流液没有变化。

13:15 监护仪屏幕显示血氧饱和度基线不稳定，有漂浮，13:16 麻醉医生听诊患者双肺呼吸音清晰，心脏心音遥远，怀疑心脏压塞。给予患者盐酸去氧肾上腺素 40μg 静脉注射。麻醉医生和主刀医生决定入手术间探查。

13:20 遵医嘱将患者带双腔气管导管入手术间开胸探查，恢复室恢复时间为 20 分钟。

13:21 入手术间时引流出血量为 800ml，13:38 开胸探查，术中探查发现无名动脉出血约 2500ml。

15:50 手术结束，更换单腔气管导管，回外科 ICU。手术历时 2 小时 12 分钟。输入悬浮红细胞 900ml、普通冰冻血浆 680ml、自体血 500ml。此次出血共 2500ml，尿量 500ml，晶体 1550ml，胶体 1000ml。

患者两次手术共失血 3200ml。引流出血量为 800ml，尿量 1400ml。

患者入 ICU 时心率为 104 次 / 分，血压 143/94mmHg，呼吸 14 次 / 分，血氧饱和度为 100%。

术后第 2 天拔除气管导管，从 ICU 转回普通病房。

术后第 3 天拔除胃管，给予半流食。

术后第 4 天给予普食。

术后第 5 天，拔除胸腔闭式引流管及中心静脉导管。

术后第 8 天，患者出院。出院诊断为（前上纵隔）甲状腺滤泡性腺瘤。

三、病因分析

心脏压塞（图 15-1）主要是由于心包腔内液体增加的速度过快或者液体的容量过大时，压迫心脏而使得心脏舒张功能受到一定的影响，继而引起循环衰竭的现象。急性心脏压塞时典型征象为贝克三联征：心音遥远、心脏搏动减弱、静脉压升高。颈静脉扩张，动脉压降低，脉压减小。在亚急性心脏压塞时，则表现为另一三联征：心包积液、奇脉与颈静脉怒张。对出现不明原因的胸闷、胸痛、气促、出汗多、恶心、呕吐、心率加快或减慢、低血压，且常规循环支持治疗无效的患者，应高度警惕心脏压塞的可能。超声心动图检测可作为目前心脏压塞诊断的金标准（图 15-2），具有定性、大致定量和随访的作用。及时诊治可降低病死率，避免术后造成不可逆脑损害，以及心肌收缩无力、严重低心排血量综合征的发生。急性心脏压塞的治疗原则是消除积血、血块，解除心脏压迫。

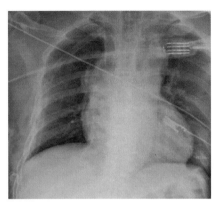 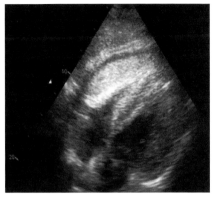

图 15-1　心脏压塞影像图　　　　图 15-2　超声心动图下的心脏压塞

　　该患者因手术过程中无名动脉出血，引流管引流不畅导致心包积血压迫心脏，从而引起心脏压塞，导致血压降低、脉压减小、心音遥远等症状。

四、护理诊断

1. 心排血量减少：与心脏负荷增加有关。
2. 有体液不足的危险：与动脉破裂大量失血有关。
3. 有体温改变的危险：与手术时间长、失血有关。

五、护理目标

1. 遵医嘱对症处理，增加心排血量。
2. 患者无严重低血容量发生。
3. 恢复期间无皮肤问题。

六、护理措施

护理措施 1：麻醉恢复期间严密观察病情，密切关注血压、脉压、心率、血氧饱和度变化，关注患者引流液颜色、量、性状。协助医生及早发现心脏压塞症状。遵医嘱给予患者对症处理，减轻心脏负担，使患者的心排血量增加。

护理措施 2：遵医嘱给予血管活性药，及时补充血容量。保持引流通畅，观察引流液的颜色、性质、量，避免血块或纤维蛋白块的阻塞。

护理措施 3：密切观察患者的体温变化，体温低于 36℃时给患者保暖，或者使用暖风机升温，患者出现寒战时给予及时处理。

七、护理流程经验总结

专人看护，密切监测

↓

协助医生查找原因，对症处理

↓

遇到血压低、血氧饱和度漂移、对所使用升压药物不敏感的患者，警惕心脏压塞

↓

急救物品及药品的准备

↓

观察引流液的颜色、量，挤压引流管观察引流是否通畅

↓

心理护理

↓

做好患者管道的安全护理

↓

协助运送至手术间探查

↓

完善抢救记录

病例 16　甲状腺癌根治术后恢复期大出血患者的护理 1 例

一、病例摘要

患者，女，53 岁。患者既往无特殊病史，于半年前曾在当地医院行颈部彩超发现甲状腺结节，无呼吸困难、音调减低、声音嘶哑等症状，未予以重视。主因甲状腺结节、呼吸费力 2 个月并伴有憋气就诊。门诊穿刺活组织检查：（左叶）甲状腺乳头状癌。（右叶中下背部）穿刺疑为甲状腺乳头状癌，拟择日在全麻下行甲状腺癌根治、颈部淋巴结清扫术。ASA 分级为 2 级，实验室检查无特殊。

麻醉手术经过：患者在全麻下行甲状腺癌根治术。麻醉诱导：芬太尼注射液 0.2mg、依托咪酯注射液 20mg、丙泊酚 40mg、罗库溴铵注射液 50mg，诱导过程平稳。置入 6.0 号神经监测气管导管。术中以 1% 七氟烷、丙泊酚注射液 10ml/h、瑞芬太尼注射液 10μg/（kg·min）维持麻醉。术中潮气量 450ml，呼吸频率 12 次/分，其中 $ETCO_2$ 维持在 35 ～ 45mmHg，术中出血 30ml，尿量 600ml，总入量 2500ml，术中生命体征平稳，手术顺利，手术历时 2 小时 45 分钟。

二、护理过程

11:40 患者带气管导管入麻醉恢复室，生命体征平稳，患者引流管通畅，引流液约为 20ml，色淡。患者伤口处敷料无渗血，伤口无肿胀。

11:55 患者意识清醒，肌力恢复，能完成指令性动作。

12:00 遵医嘱拔除气管导管，拔管后嘱患者自主咳嗽，排痰。患者无憋气，无呼吸困难，生命体征平稳，引流液无增多，给予患者鼻导管吸氧，氧流量 3L/min。

12:10 护士发现患者引流液突然增多至 60ml，色鲜红，流速快，患者主诉无任何不适，立即通知外科医生。患者伤口处敷料无渗血，伤口无肿胀，遵医嘱用纱布垫于伤口处给予加压按压，备急救插管用物及气管切开包。

12:16 主刀医生到场检查患者，嘱继续观察。此时引流液量已增至180ml，患者主诉憋气，呼吸费力。患者心率增快，神情不安，护士给予心理护理，并抬高床头，加大吸氧氧流量。

12:20 患者引流液量达 220ml，速快，色鲜红，麻醉医生立即行气管插管术。12:23 遵医嘱返回术间行止血探查术。

二次手术历时 1 小时 5 分钟，手术共历时 3 小时 50 分钟，患者术毕清醒返回病房，术后恢复良好，6 天后康复出院。

三、病因分析

甲状腺是人体血供最丰富的器官之一（图 16-1）。同时颈前区是一个相对封闭的狭小的空间，积血 50ml 即可造成气管压迫症状。甲状腺术后出血多发生在术后 48 小时内，是术后最危急的并发症。如果术中止血不彻底、不完善或结扎线脱落，均可引起术后大出血。另外，术后剧烈咳嗽、呕吐、过频活动或说话也是出血的诱因。

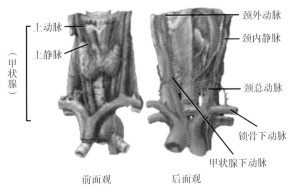

图 16-1 甲状腺血供

患者术后发生甲状腺出血，一般出血量较大，血流速度较快，在几分钟内就会由于呼吸困难而死亡。所以甲状腺术后一旦出血严重，应及时进行二次手术止血，并做好相关护理工作。

四、护理诊断

1. 潜在并发症：窒息。
2. 体液不足：与术后出血有关。
3. 清理呼吸道无效：与患者无力咳嗽有关。
4. 恐惧：与担心疾病预后有关。

五、护理目标

1. 患者恢复期保持呼吸道通畅，不发生窒息。
2. 维持患者循环稳定。
3. 患者能有效咳嗽及排痰。
4. 消除患者恐惧心理，使患者能够积极配合。

六、护理措施

护理措施 1：严密监测患者呼吸情况，观察患者能否维持自主呼吸，必要时置入口鼻咽通气道保持通气。观察患者伤口处有无肿胀，备好负压吸引器、气管切开包和无菌手套，备好急救插管用品，一旦发现患者有血肿压迫，有窒息的危险，立即协助医生行气管插管术或气管切开。

护理措施 2：保护好现有静脉输液通道，必要时另建立一路静脉输液快速通道，补充液体，维持有效循环。根据尿量、心率、末梢循环、精神状态等判断补液效果，必要时遵医嘱输注血液制品。

护理措施 3：遵医嘱压迫颈部伤口，减少伤口出血。口腔内有分泌物时嘱患者咳嗽，并协助吸引，及时清除呼吸道分泌物，保持呼吸道通畅。

护理措施 4：根据患者的具体情况采取有针对性的心理护理方案，心理护理应贯穿临床护理全过程，护理人员应多与患者沟通，消除患者的担心和恐惧心理，协助患者树立信心，促使患者积极配合治疗。

七、护理流程经验总结

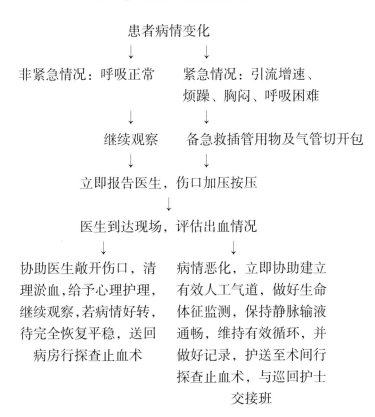

患者病情变化

非紧急情况：呼吸正常　　紧急情况：引流增速、烦躁、胸闷、呼吸困难

继续观察　　备急救插管用物及气管切开包

立即报告医生，伤口加压按压

医生到达现场，评估出血情况

协助医生敞开伤口，清理淤血，给予心理护理，继续观察，若病情好转，待完全恢复平稳，送回病房行探查止血术　　病情恶化，立即协助建立有效人工气道，做好生命体征监测，保持静脉输液通畅，维持有效循环，并做好记录，护送至术间行探查止血术，与巡回护士交接班

病例 17　胰体尾部囊腺瘤探查术后肺水肿患者的麻醉恢复期护理 1 例

一、病例摘要

患者，女，25 岁，身高 163cm，体重 50kg。主因 2007 年无明显诱因偶尔出现上腹部隐痛，后背疼痛就医，病发时偶有消化不良、腹泻等症状，发病后未予重视，2009 年无明显诱因出现左腰背部酸痛，在当

地医院就诊检查发现胰腺肿物。为求手术治疗就诊入院。既往有过敏性紫癜病史，治愈后未复发。有扁桃体切除史。

麻醉手术经过：患者在全麻下行胰腺体尾切除术。麻醉诱导依次给予舒芬太尼15μg、丙泊酚50mg、罗库溴铵50mg，经口插入7.0号气管导管，麻醉诱导过程平稳。术中以1%七氟烷、丙泊酚、瑞芬太尼、一氧化二氮维持麻醉。手术历时2小时45分钟。术中总入量3600ml，出血量50ml，尿量1300ml，手术过程顺利。手术结束后进入麻醉恢复室。

二、护理过程

15:00 患者进入麻醉恢复室，常规行心电监护，呼吸机辅助呼吸。因痰鸣音明显，护士为患者吸痰时吸出大量白色泡沫样痰，怀疑肺水肿，立即通知麻醉医生处理。遵医嘱继续呼吸机支持呼吸，调节呼气末正压为6cmH₂O，血氧饱和度为100%。听诊双肺布满湿啰音，遵医嘱给予吗啡10mg、呋塞米10mg静脉注射。15:30调整呼气末正压为10cmH₂O。

16:00 患者自主呼吸恢复，更换鼻导管吸氧，撤呼吸机，氧流量4L/min时，血氧饱和度维持在83%～85%，继续给予呼吸机辅助呼吸。

16:30 再次撤呼吸机，患者能够自主呼吸，给予鼻导管吸氧，氧流量6L/min，血氧饱和度维持在90%～92%，较前明显改善。

继续观察，于16:50遵医嘱将患者带气管导管送回外科监护室继续治疗。

三、病因分析

肺水肿（图17-1）是指某种原因引起肺内组织液的生成和回流平衡失调，使大量组织液在很短时间内不能被肺淋巴和肺静脉系统吸收，从肺内毛细血管内外渗，积聚在肺泡、肺间质和细小支气管内，从而造成通气和换气功能严重障碍。临床表现为呼吸困难、发绀、阵发性咳嗽伴大量白色或粉红色泡沫样痰，双肺对称性湿啰音明显。按照发病机制，可分为心源性肺水肿（又称静水压性肺水肿，各种原因引起的肺毛细血管静水压增高）及非心源性肺水肿（神经源性、高原性、感染性、肺复张性、药物性、中毒性肺水肿等）。

该患者入恢复室后表现为出现大量白色泡沫样痰，听诊双肺出现对称性湿啰音，自主呼吸恢复后，血氧饱和度不能维持在 90% 以上，符合肺水肿临床症状。因此分析该患者为术后恢复期急性肺水肿，可能原因为短期大量液体输入。

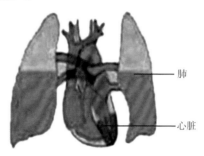

肺

心脏

图 17-1 肺水肿图例

四、护理诊断

1. 清理呼吸道无效：与大量气道分泌物有关。
2. 气体交换受损：与术后肺水肿有关。
3. 恐惧：与担心病情变化有关。

五、护理目标

1. 保持呼吸道通畅，及时清理分泌物。
2. 恢复期内患者能维持机体需求的通气与换气功能。
3. 减轻患者的焦虑和恐惧心理。

六、护理措施

护理措施 1：维持气道通畅，充分吸引，及时清除呼吸道内泡沫样分泌物。高流量充分供氧，不能自主呼吸者给予呼吸机辅助呼吸。

护理措施 2：密切观察患者病情变化，重点观察患者的呼吸状态，患者恢复自主呼吸后使用潮气量表测量，帮助判断患者是否能维持正常气体交换，必要时给予患者呼吸机辅助呼吸，或遵医嘱使用呼吸兴奋剂。

护理措施 3：患者担心疾病出现的并发症及疾病预后效果，情绪紧张，护理人员可以通过与患者握手，或轻抚患者肢体给予安慰，并充分向患者解释目前病情，做好患者的心理护理，帮助患者安全度过麻醉恢复期。

七、护理流程经验总结

发现肺水肿症状，立即通知医生

↓

保持呼吸道通畅，彻底清除分泌物

↓

正压通气或给予高流量氧气吸入

↓

遵医嘱给予激素、利尿药物等对症处理

↓

做好皮肤护理和心理护理

↓

做好出入量等的护理记录

病例 18　咽旁间隙肿物术后出血患者的恢复期护理 1 例

一、病例摘要

患者，男，19 岁，于 2 年前无明显诱因出现吞咽困难，伴声音嘶哑、发声困难，咽痛，饮水呛咳，无咳嗽咳痰、呼吸困难等不适，曾就诊于当地医院诊断为声带麻痹，未治疗，2 年来病情无明显好转。患者为求进一步诊治于 2019 年 8 月就诊入院，行喉镜检查示鼻咽左侧、口咽部左侧黏膜下膨隆，内移，左侧半喉固定，行颅脑 CT 示左侧咽旁间隙占位，门诊以"咽旁间隙肿物"收入院。患者目前精神状态良好，体力正常，食欲正常，体重无明显变化。

麻醉手术经过：患者在全麻下行颈侧入路咽旁间隙副节瘤切除、颈内动脉探查置管引流术。8:35 麻醉开始，依次给予咪达唑仑 1mg、舒芬太尼 20ug、丙泊酚 50mg、依托咪酯 10mg、罗库溴铵 50mg。可视喉镜下经口置入 7.0 号气管导管。以 1% 七氟烷、1% 丙泊酚、瑞芬太尼术中维持麻醉，术中总出量 550ml，其中失血量 200ml，尿量 350ml，总入量 1700ml。手术麻醉过程顺利，生命体征平稳，手术时间 3 小时 48 分钟。

二、护理过程

患者于 13:30 带气管导管进入麻醉恢复室，常规监测生命体征，血压 130/64mmHg，心率 71 次 / 分，血氧饱和度为 100%，呼吸机辅助呼吸。13:45 护士发现引流液颜色暗红，引流速度快，量 100ml，立即通知外科医生。

13:50 外科医生到场，未予特殊处理，嘱继续观察引流液。

14:00 遵麻醉医生医嘱拔除气管导管。

14:05 引流液量增至 200ml，颜色鲜红，速度快，立即通知手术医生到场，14:06 麻醉医生在可视喉镜下为患者重新建立人工气道。此时患者心率增快至 150 次 / 分，血压 138/81mmHg，遵医嘱给予丙泊酚 50mg 静脉注射。

14:10 患者返回手术间行探查止血术，出室时引流液量为 400ml（图 18-1）。

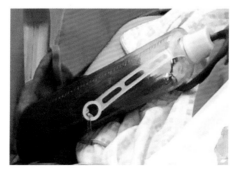

图 18-1　患者颈部出血 400ml

三、病因分析

咽旁间隙因解剖结构复杂，位置比较深，发生于该间隙的肿瘤生长隐蔽，早期不易发现，往往待瘤体增大到一定体积时才为患者本人或体检时发现。咽旁间隙肿瘤并不多见，占头颈部肿瘤的 0.5% 以下，其中80% 为良性，20% 为恶性。咽旁间隙肿瘤的病理类型差异较大，以神经源性肿瘤占多数，其次为涎腺源性肿瘤。咽旁间隙是一个潜在的间隙，周围有重要和丰富的血管，手术过程中如触及血管极容易出血。咽旁间隙血肿可致上呼吸道梗阻，需及时发现并快速控制气道。

本病例是术中止血不彻底导致颈静脉孔区渗血。重返手术间后，经肌肉组织缝扎压迫后，止血效果满意。

四、护理诊断

1. 潜在并发症：出血。
2. 有体液不足的危险：与体液丢失过多有关。
3. 恐惧：与担心术后出血有关。

五、护理目标

1. 严密观察，及时发现出血并及时处理。
2. 维持正常机体需求，及时纠正体液不足。
3. 缓解患者的紧张和恐惧情绪，增强战胜疾病的信心。

六、护理措施

护理措施 1：严密观察敷料出血渗出情况及引流量，严密观察颈部伤口有无肿胀，如引流液量多而速度快，及时通知医生处理。

护理措施 2：保持静脉输液通畅，遵医嘱适量补充人工代血浆及电解质，必要时输血。

护理措施 3：安抚患者的不安情绪，简要向患者解释手术情况，恢复室保持环境安静舒适，护理操作时动作轻柔，避免刺激。

七、护理流程经验总结

与麻醉医生和巡回护士详细交接班

↓

将引流袋置于床旁明显位置，避免打折、受压

↓

重点观察引流液的量、颜色、引流速度

↓

若引流液较多或伤口肿胀、敷料渗出，及时通知医生

↓

遵医嘱拔管，拔管前充分评估病情

↓

床旁备好插管设备及急救物品

↓

必要时配合医生重新建立人工气道或气管切开

↓

给予患者心理护理，缓解患者的紧张情绪

神经系统并发症护理

病例 19　术后恢复期谵妄患者的护理 1 例

一、病例摘要

患者，女，56 岁，身高 157cm，体重 62kg。现病史：患者于 2018 年 6 月始，自觉因体位改变突发左侧颊部刺痛，发现左颊部有肿物突出，边界不清楚，未予特殊处理。后自觉肿物缓慢增大，并常因体位改变引起明显刺痛，一直未予处理。今为明确诊治来笔者所在医院就诊，行超声检查示：左颊部皮下软组织层内条形偏低回声结节，结合病史考虑不除外静脉畸形。门诊以"左面部血管瘤"收入院。患者自发病以来，精神、饮食可，睡眠良好，大小便正常，无体重减轻。既往史：患高血压 10 年，现口服硝苯地平一片 2.5mg/ 次，3 次 / 日，阿替洛尔一片 12.5mg/ 次，2 次 / 日，血压控制平稳。否认心脑血管疾病病史，否认糖尿病病史，自诉有青霉素过敏史，否认食物过敏史。家族史：否认家族性遗传病史。

麻醉手术经过：患者在全麻下行左面部半导体激光电凝术、药物瘤腔注射术。麻醉诱导：舒芬太尼注射液 15μg、丙泊酚注射液 50mg、依托咪酯注射液 10mg、米库氯铵注射液 10mg，经口腔置入 7.0 号气管导管，麻醉诱导过程平稳。术中以 1% 七氟烷、丙泊酚注射液 12ml/h、瑞芬太尼注射液 12μg/（kg·min）维持麻醉。术中潮气量 450ml，呼吸频率 12 次 / 分，ETCO$_2$ 维持在 35 ～ 45mmHg，手术历时 15 分钟。术中总入量 600ml，出血量 20ml，未导尿。手术过程顺利，麻醉满意，患者生命体征平稳。

二、护理过程

12:45 患者带气管导管入麻醉恢复室。入室时自主呼吸已恢复，给予患者鼻导管吸氧 5L/min，常规监测生命体征，血氧饱和度为 100%，血压 137/72mmHg，呼吸频率 17 次 / 分，心率 84 次 / 分，检查患者皮肤完好。

12:47 护士发现患者意识淡漠，眼神呆滞，不予配合。呼叫麻醉医生查看患者，观察患者呼吸恢复良好，嘱为患者吸痰拔管，吸痰过程中患者出现躁动，可判断其肌力已恢复，遵医嘱拔除气管导管。拔管后患者可正常咳嗽，意识同拔管前，眼神相对固定，不予配合，查看双侧瞳孔对光反射正常，继续与患者沟通交流，依然毫无改善。

13:00 呼叫外科医生到场，并与其家属进行沟通，麻醉医生与责任医生均否认患者术前有异常情绪。护士持续给予患者语言安慰，患者除流眼泪外依然淡漠不语，持续给予患者心理护理并继续密切观察患者生命体征。患者生命体征平稳，无其他异常。

14:00 遵医嘱将患者送回病房，返回病房途中患者见到家属后号啕大哭，多次情绪失控，大喊大叫，直至到达病房后情绪逐渐平稳。

术后 4 小时访视患者，患者生命体征平稳，情绪稳定，可与家属进行少量沟通，但拒绝与医护人员沟通。

术后 8 小时访视患者，患者生命体征平稳，情绪恢复正常，呈现兴奋状态，并主诉其在麻醉后 7 个小时无任何记忆。

三、病因分析

结合患者恢复期的临床表现，分析该患者发生了恢复期谵妄。谵妄是一种急性波动性的精神状态改变，表现为意识水平下降和注意力障碍。谵妄的定义在各指南中略有不同，但其 4 个特点十分明确，包括急性发病和病情波动性变化、注意力不集中、思维混乱、意识水平改变，这也是谵妄的 4 个诊断标准。其中，发生在麻醉后即刻（去恢复室前或在恢复室）的极早期谵妄被称为恢复期谵妄。谵妄可分为 3 种类型：①活动亢奋型，约占 25%，患者处于高度警觉状态、躁动不安、对刺激过度敏感、可有幻觉或妄想，一般易于发现并能及时诊断。②活动抑制型，约占 50%，表现为嗜睡、活动减少，在老年人中较常见，因症状不易被察觉，常被漏诊，预后更差。③混合型，约占 25%，上述两种类型的临床特点均有。谵妄的风险因素主要分为易感因素和诱发因素。目前大部分与恢复期谵妄相关的研究认为其风险因素为：高龄、ASA 3 级以上、急诊手术、创伤较大的手术（如骨科、心脏手术）、药物因素等。

四、护理诊断

1. 有自伤的危险：与患者术后发生恢复期谵妄有关。
2. 语言沟通障碍：与患者术后发生恢复期谵妄有关。
3. 有皮肤完整性受损的危险：与患者术后意识淡漠，呼之不应，长时间不移动躯体有关。

五、护理目标

1. 患者麻醉恢复期生命体征平稳，无意外发生。
2. 避免患者受到不当语言刺激。
3. 麻醉恢复期患者皮肤无压红，无破损。

六、护理措施

护理措施 1：患者入恢复室后应安排专人看护，必要时约束固定好患者的四肢。同时密切观察患者四肢血液循环、皮肤温度，静脉注射部位等情况，确保皮肤无受压、无破损。若患者发生躁动，应注意观察其呼吸道是否通畅，并及时通知责任医生到场，在患者中间清醒阶段可以试图唤醒患者，并进行说服引导，避免患者出现自我伤害行为。

护理措施 2：为患者提供安静的麻醉恢复环境，护理操作轻柔，调低仪器的报警声等，以减少患者的烦躁情绪。医护人员沟通患者病情时应回避患者，与患者交流时注意肢体语言的有效运用，在确保患者安全的情况下可尽早送患者回病房与亲属团聚，最大限度地给予患者安全感。

护理措施3：患者因谵妄引起意识淡漠，不予配合，故护理人员应在恢复期协助患者定时翻身，并在骶尾部及骨骼突处涂抹液状石蜡，放置棉垫保护，也可使用赛肤润局部涂抹，防止皮肤压红。

七、护理流程经验总结

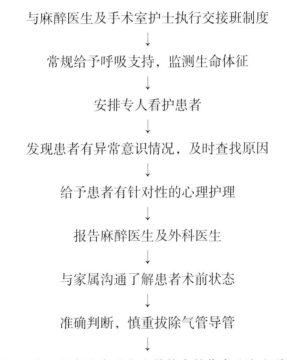

与麻醉医生及手术室护士执行交接班制度
↓
常规给予呼吸支持，监测生命体征
↓
安排专人看护患者
↓
发现患者有异常意识情况，及时查找原因
↓
给予患者有针对性的心理护理
↓
报告麻醉医生及外科医生
↓
与家属沟通了解患者术前状态
↓
准确判断，慎重拔除气管导管
↓
加强安全护理，防止患者坠床及发生其他意外伤害（防止引流管、尿管、胃管等的意外拔除）
↓

保护静脉通路
↓

消除有害刺激（物理刺激、疼痛刺激、药物刺激等）

↓

准确记录麻醉恢复期记录单

↓

患者返回病房应由麻醉医生、外科医生及家属共同运送

↓

运送途中加强观察，保证患者安全

↓

送回病房后应与病房护士详细交接患者相关情况

↓

术后访视

病例 20　苏醒延迟者的麻醉恢复期护理 1 例

一、病例摘要

患儿，女，5 岁，身高 116cm，体重 31kg。现病史：患者于出生时父母即发现其右面部有黑色肿物，随年龄增长逐渐增大，曾在当地医院行激光治疗，效果不佳。门诊以"右侧面部黑色素痣"收入院。患儿目前精神状态良好，体力正常，食欲正常，睡眠正常。

麻醉手术经过：患儿在全麻下行面部痣切除手术。入手术室后为患儿输液，由于患儿不配合，输液困难，麻醉医生给予患儿 1% 的七氟烷吸入，约 1 小时后输液通道建立成功。麻醉诱导给药为丙泊酚 50mg、顺苯磺酸阿曲库铵 6mg、枸橼酸芬太尼 0.1mg、地塞米松 10mg。经口明视下插入 5.0 号普通气管导管。插管顺利，术中以 2% 的七氟烷、丙泊酚 5mg/h 维持麻醉。术中枸橼酸芬太尼用量 0.15mg。术中潮气量 250ml，呼吸频率 15 次 / 分，其中呼气末二氧化碳分压维持在 35 ～ 40mmHg。手术历时 45 分钟。术中总入量 300ml，出量 15ml（其中尿量 10ml，出血量 1ml），手术过程顺利，麻醉平稳。手术结束后带气管导管入麻醉恢复室。

二、护理过程

15:20 患儿入麻醉恢复室，常规监测，生命体征平稳。

15:50 患儿清醒，肌张力恢复正常，遵医嘱拔除气管导管。拔管后即刻患儿能够自主咳嗽，但半分钟后患儿即出现口唇发紫，护士立即托下颌进行面罩加压给氧，同时呼唤患儿，患儿意识丧失，自主呼吸消失，立即呼叫分区主任，备插管用物。

15:52 主任到场，呼唤患儿仍然无反应。立即给予气管插管呼吸机辅助呼吸。16:02 患儿清醒，自主呼吸恢复，能完成指令性动作，遂撤呼吸机。16:04 患儿再次入睡，数分钟后能唤醒，如此反复数次。

16:50 患儿完全清醒，能听从护士完成指令性动作，遵医嘱拔除气管导管，生命体征平稳，17:15 将患儿送回病房。

患儿恢复时间为 1 小时 55 分钟。手术后 3 天康复出院。

三、病因分析

全麻苏醒延迟是一个较为复杂的现象，往往是多种因素共同作用的结果。全身麻醉后苏醒延迟与患者身体状态、手术方式、手术时间、术中用药等多种因素综合作用有关。常见因素为：麻醉药物过量或蓄积、患者因素（如肝肾功能异常、贫血、脑功能异常等）、内环境紊乱（水、电解质异常，低氧，二氧化碳蓄积，低血糖）、体温状况等。

该患儿苏醒延迟的原因可能为：手术前长时间吸入高浓度的七氟烷，导致吸入麻醉药排出不彻底，手术时间短，手术刺激小，术后肌松药、镇痛药未代谢完全。

四、护理诊断

1. 不能自主呼吸：与麻醉药物未完全代谢有关。
2. 躁动：与患儿不配合治疗有关。
3. 有皮肤完整性受损的危险：与恢复时间长有关。

五、护理目标

1. 维持患儿呼吸和循环，无呼吸抑制发生。
2. 不发生躁动导致的意外伤害。
3. 皮肤无压红损伤。

六、护理措施

护理措施1：确保患儿正常通气，当呼吸抑制发生时立即再次行气管插管、呼吸机支持。恢复期间保持患儿呼吸道通畅，及时清除分泌物，无低氧血症发生。

护理措施2：为患儿适当约束，预防患儿由躁动引起的不良后果。

护理措施3：仔细检查患儿皮肤，骨骼突出处垫棉垫保护。约束带松紧适宜，经常查看有无皮肤发红。躁动时由专人护理，防止患儿碰伤、管道脱落。

七、护理流程经验总结

高年资护士专人看护患者

↓

发现呼吸和意识异常，立即通知主麻医生对症处理

↓

做好苏醒延迟的评估与护理

↓

准备急救物品及药品

↓

完善抢救护理记录

↓

做好患者管路、皮肤安全护理

↓

给予患者心理护理

病例 21　神经鞘瘤术后脊髓损伤患者的恢复期护理 1 例

一、病例摘要

患者，男，27 岁，体重 90kg。BMI 27.8kg/m²。患者于一年前无明显诱因出现左颈部疼痛，转颈时稍受限，无头痛、头晕，无肢体抽搐、大小便失禁、恶心、呕吐、畏光、眼痛、肢体无力、肢体瘫痪。一年来曾间断发作左上肢轻微无力感，晨起偶有左上肢皮肤颜色苍白，曾在当地医院行颈椎 MRI。检查提示：椎管内占位，考虑为神经鞘瘤，为行手术治疗门诊收入院。既往体健。

麻醉手术经过：患者在全麻俯卧位下行颈椎管内病变切除 + 椎管成形术。麻醉诱导依次给予舒芬太尼 20μg、罗库溴铵 50mg、依托咪酯 20mg，经口置入 7.0 号加强型气管导管。术中以瑞芬太尼、七氟烷、丙泊酚维持麻醉。手术顺利，术中生命体征平稳，肌松剂未再追加。手术历时 3 小时 54 分钟，术中总入量为 2600ml，总出量为 530ml。

二、护理过程

16:15 患者带气管导管入麻醉恢复室，生命体征平稳，血压 120/70mmHg，心率 92 次 / 分，血氧饱和度为 100%。

16:30 患者自主呼吸、意识恢复，撤离呼吸机，经气管导管吸氧，氧流量 3L/min，血氧饱和度维持在 100%。患者意识清楚，护士检查患者四肢肌力，根据肌力分级与评定标准（表 21-1），患者右上肢肌力为 2 级，左上肢肌力为 1 级，双下肢肌力为 0 级。患者为胸式呼吸，呼吸幅度较小，立即通知麻醉医生及神经外科医生到场。

16:32 麻醉医生及神经外科医生到场处理病情，嘱继续观察，未做特殊处理。

17:00 护士再次检查患者四肢肌力，同前无改变。

17:30 患者四肢肌力无明显恢复改变，生命体征平稳，血压 130/70mmHg，心率 100 次 / 分，血氧饱和度为 100%。遵医嘱送入 CT 室检查。CT 结果显示：回植椎板塌陷入椎管内。

表 21-1　6 级肌力评分法

分级	检查特征
0 级	完全瘫痪，测不到肌肉收缩
1 级	仅测到肌肉收缩，但不能产生动作
2 级	能在床上平行移动，但不能抵抗自身重力，即不能抬离床面
3 级	肢体可以克服地心引力，能抬离床面，但不能抵抗阻力
4 级	肢体能做对抗外界阻力的运动，但不完全
5 级	肌力正常

17:50 检查结束，遵医嘱继续生命体征观察，给予呼吸机辅助呼吸。18:05 患者返回手术间，行椎板取出减压术。手术 1 小时结束，将患者带气管导管送回神经外科监护室。

三、病因分析

脊髓内包含 31 对脊神经，分布到全身的各个部分，主要作用是传导面部以外的痛觉、温觉，调整肌张力，协调肌肉活动等四肢和躯干的各种感觉和运动。脊髓受压的病理变化是不可逆性的，压迫时间越长，损伤程度越严重。后期即使去除压迫物，脊髓已变性，也无法使脊髓恢复生理功能。

该患者急诊 CT 显示：颈 3 水平回植的椎板塌陷伴颈髓损伤，考虑为致压物导致瘫痪。该患者受压部位在颈 3，颈 3 以下易出现四肢肢体瘫痪，有时伴有胸部呼吸肌瘫痪。手术解除脊髓压迫是解决问题的唯一途径，遂为患者急诊手术取出椎板致压物，减压脊髓。

四、护理诊断

1. 低效性呼吸型态：与呼吸肌无力有关。
2. 躯体移动障碍：与脊髓受压有关。
3. 恐惧：与担心手术效果有关。

4. 有皮肤完整性受损的危险：与术后恢复时间长有关。

五、护理目标

1. 恢复期患者保持呼吸道通畅，维持正常呼吸功能。
2. 保持患者躯体处于功能位。
3. 使患者恐惧程度较前减轻。
4. 保持皮肤完整性不受损。

六、护理措施

护理措施1：给予患者持续低流量吸氧，定时检测潮气量和动脉血气，必要时给予呼吸机辅助支持。保持呼吸道通畅，及时清理呼吸道分泌物，动作轻柔。

护理措施2：保持患者舒适体位，四肢处于功能位，护士按时协助患者进行被动躯体运动，避免肢体功能丧失产生废用综合征。

护理措施3：给予患者心理护理，主动告知患者相关病情，减轻其心理负担。医护交流避免涉及患者病情。主动讲解相关成功案例，帮助患者树立战胜疾病的信心。

护理措施4：骨骼突出处垫气圈或海绵垫。保持床单位整洁、干燥，无皱褶，无渣屑，按摩受压部位。

七、护理流程经验总结

入恢复室详细交接病情，重点询问术前肌力情况，检查瞳孔状态

↓

密切观察生命体征，重点观察意识、呼吸型态、四肢肌力

↓

发现异常及时报告麻醉医生及外科医生

↓

保持呼吸道通畅，及时清理呼吸道分泌物

↓

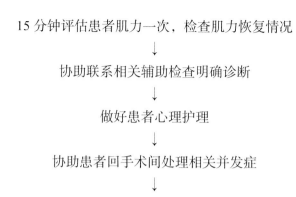

15 分钟评估患者肌力一次，检查肌力恢复情况

↓

协助联系相关辅助检查明确诊断

↓

做好患者心理护理

↓

协助患者回手术间处理相关并发症

↓

运送途中携带急救药品及设备，必要时使用便携式呼吸机

病例 22 颞骨占位切除术患者麻醉恢复期颅内出血的护理 1 例

一、病例摘要

患者，女，63 岁，体重 74kg，BMI 28.91kg/m^2。患者于两年前出现左耳闷、听力下降伴分泌物，分泌物为黄色或白色，多次就诊于当地医院，予以洗耳及耳部滴药，无明显改善，偶有头痛症状，近一年耳道分泌物增加，出现左耳痛症状，呈间歇性、阵发性，近两个月耳痛加剧，左侧下颌牙齿麻木，为求进一步治疗入院。磁共振：①左侧外耳道及颞骨乳突部占位，考虑肿瘤性病变，恶性可能大，请结合临床。②颅内多发缺血灶。③多组鼻窦炎，类风湿、脑梗死病史。

麻醉手术经过：患者在全麻下行电视显微镜下左侧耳颈联合入路、颞骨全切、腹部脂肪取出、术腔填塞、耳道封闭术。麻醉开始依次给予舒芬太尼 20μg、顺苯磺酸阿曲库铵 10mg、依托咪酯 20mg、甲泼尼龙琥珀酸钠 40mg，快速诱导插管，插管顺利。术中以吸入七氟烷、静脉泵入丙泊酚和瑞芬太尼维持麻醉，行中心静脉穿刺，术中持续监测体温，间断给予暖风机复温，体温维持在 35.9 ～ 36.2℃。手术历时 7 小时，总入量 5500ml，其中输血量 300ml，总出量 2400ml，其中出血量 1000ml。

二、护理过程

16:20 患者带气管导管入麻醉恢复室，血压 101/62mmHg，心率为 68 次 / 分，血氧饱和度为 100%。无意识及自主呼吸，观察患者双侧瞳孔 3.0mm，对光反射存在。

16:50 患者未清醒，观察双侧瞳孔 3.0mm，对光反射存在，血压 104/64mmHg。根据 Aldrete 评分，呼吸及意识状态评分为 0 分，通知麻醉医生到恢复室查看患者，嘱继续观察。

17:20 患者仍未清醒，意识及呼吸评分为 0 分，双侧瞳孔 3.0mm，对光反射存在，血压 125/70mmHg，心率 78 次 / 分。

17:50 患者仍未清醒，意识及呼吸评分仍为 0 分，双侧瞳孔 3.5mm，对光反射存在，血压 120/72mmHg，心率 102 次 / 分，进行动脉血气检查，THbc 85g/L，医嘱继续严密观察。

18:25 患者较前无明显变化，呼之不应，意识及呼吸评分 0 分，左侧瞳孔散大，约 5mm，对光反射迟钝，立即通知外科医生。

18:40 患者意识及呼吸评分 0 分，双侧瞳孔散大，血压 110/68mmHg，送回手术间探查。术中发现颞部硬膜下出血，量约 30ml，颞部后部表皮层下出现约 20ml 血肿，予以吸除，行颞叶减压、去骨瓣减压术。手术后带气管导管将患者送回重症监护室。

三、病因分析

颅内出血是一种严重，甚至致命的手术后并发症。颅内出血的主要原因：①肿瘤切除术后颅内压降低，脑组织塌陷，表面静脉处于悬挂状态，搬动致使其撕裂出血。②止血不彻底，止血困难等。Taylor 等报道，开颅术后 88% 的血肿发生在手术后 6 小时内。颅内出血后因颅内压增高，可表现为患者术后烦躁不安，清醒后意识再度恶化或有严重头痛和喷射性呕吐，呼吸变慢且不规则，肢体瘫痪未缓解或加重，出现新的神经系统症状，应急行头颅 CT 检查，必要时直接手术探查，以争分夺秒抢救患者生命。

该患者在麻醉结束后 2 个小时未使用任何麻醉药物，仍不能恢复意识及自主呼吸，且瞳孔患侧散大，可分析为手术后颅内血肿所致。

四、护理诊断

1. 急性意识障碍：与颅内出血有关。
2. 不能自主呼吸：与颅内出血有关。
3. 有皮肤完整性受损的危险：与手术时间长有关。
4. 潜在并发症：体温改变。

五、护理目标

1. 及时发现患者意识障碍并通知医生。
2. 恢复期维持患者呼吸循环功能。
3. 使患者皮肤保持完整不受损。
4. 维持患者恢复期体温不低于 36.0℃。

六、护理措施

护理措施 1：密切观察患者瞳孔、血压及心率变化，如有异常及时通知医生处理。恢复期避免过多刺激及搬动患者，以免引起出血。

护理措施 2：持续呼吸机支持呼吸，保持患者通气。定时测动脉血气，连接中心静脉，测量中心静脉压，持续行有创动脉压监测，维持循环稳定。观察尿量及引流量。

护理措施 3：患者入室后给予骨骼突出处垫软垫。病情允许的情况下协助患者取舒适卧位。保持床单位平整、干净。

护理措施 4：持续监测体温，给予暖风机复温，监测患者体温的同时检查其双足是否温暖，谨防体温低、末梢循环差导致局部坏死。

七、护理流程经验总结

详细交接班，专人护理

↓

加强监测，给予呼吸支持

↓

重点观察瞳孔及意识变化、引流液及尿量

↓

密切观察病情变化，每隔 15 分钟试唤醒患者

↓

每 30 分钟观察瞳孔并记录，如有异常及时报告医生

↓

遵医嘱处理相关并发症

↓

联系会诊明确诊断

↓

备好急救物品

↓

完善护理记录

病例 23 老年患者送回病房意识丧失的护理 1 例

一、病例摘要

患者，女，75 岁，体重 67kg，于半年前无明显诱因出现左颊部点状溃疡，经久不愈，疼痛，未予其他特殊处理，后溃疡缓慢增大，就诊于当地医院，病理诊断示：高分化鳞状细胞癌。患者高血压 15 年，规律服药，现控制良好。2 年前因左眼青光眼手术治疗，5 年前胸椎压缩性骨折手术治疗，现已痊愈。

麻醉手术经过：患者在全麻下行左颊部鳞癌扩大切除、下颌骨部分

切除重建、钛板植入、左颊部淋巴结清扫组织补片植入修复术。麻醉诱导依次给予咪达唑仑 1mg、舒芬太尼 10μg、罗库溴铵 30mg，经右鼻明视下置入 6.0 号加强型气管导管，诱导过程顺利。术中以地氟烷、丙泊酚、瑞芬太尼维持麻醉，麻醉效果满意。术中持续有创动脉压监测，血压维持在 110 ～ 140/50 ～ 70mmHg。手术顺利，历时 4 小时 14 分钟，总入量 2100ml，总出量 1000ml。

二、护理过程

13:35 患者带鼻导管入麻醉恢复室，生命体征平稳，血压 122/65mmHg，心率 78 次 / 分，血氧饱和度为 98%。

13:40 患者意识清醒，握手有力，呼吸恢复符合拔管指征，停止吸氧观察 10 分钟后，血氧饱和度维持在 95% 左右。

13:45 遵医嘱拔除气管导管，给予鼻导管吸氧，氧流量 3L/min。

14:00 停止吸氧观察 5 分钟，血氧饱和度维持在 95%。嘱继续吸氧观察，血氧饱和度最高为 97%。

14:08 患者生命体征平稳，沟通良好，准备将其送回病房。

14:10 麻醉护士与外科医生共同将患者送回病房。运送途中携带简易呼吸器及面罩，密切观察患者面部微表情及意识无异常，在手术室门口家属与该患者交流沟通良好，其回答问题正确，并进行了心理安慰。

14:20 回到病房，麻醉护士协助患者从手术床挪移到病床过程中发现该患者呼之不应，立即给予托下颌，氧气吸入，轻拍患者，呼唤患者姓名。

14:24 给予持续低流量吸氧，氧流量 2L/min。连接心电监护，血压 168/84mmHg，血氧饱和度为 90%，心率 110 次 / 分。患者呼之不应。

14:25 遵医嘱给患者吸痰，从口腔内吸出大量血性分泌物，鼻腔内吸出少许血性分泌物。

14:27 患者血氧饱和度为 95%，意识不清，多名医护人员将患者抬至病床。

14:30 观察患者瞳孔，左侧 3mm，对光反射迟钝，右侧 3mm，呈椭圆形，边缘不规则，对光反射迟钝。建立第二条静脉通路。

14:32 置入口咽通气道，急查动脉血气。血气结果示：pH 为 7.3，$PaCO_2$ 为 45.3mmHg，PaO_2 为 80mmHg，K^+ 为 2.97mmol/L，BE 为 –3.8mmol/L。

14:40 给予吸痰，甲泼尼龙琥珀酸钠 40mg 滴斗入。

15:10 患者意识恢复，继续严密观察病情变化，同时给予补钾及对症治疗。

三、病因分析

意识丧失是指突然对外界失去反应能力，呼叫、音响声、光线、摇动等刺激不能使其清醒，患者运动、感觉、反射和自主神经功能障碍，但呼吸、脉搏、心率、血压和体温可存在。意识障碍极易造成缺氧，导致机体功能紊乱，影响全身几乎所有的器官功能。

意识丧失的主要原因：颅脑病变及颅脑灌注异常（颅内出血、缺血、占位、低血压、缺氧），内环境紊乱（低温，电解质紊乱，血糖、血氨异常等），药物因素（麻醉药物、精神类药物）及其他因素如谵妄、分离（转换）障碍等。根据临床表现，结合体格检查（如生命体征、瞳孔、皮肤、神经反射等）可初步判断大致原因。

该患者意识丧失分析原因可能为：老年患者口腔手术后，血性分泌物较多，麻醉药物及肌松药物的残余作用使咽喉部及气管对分泌物的刺激缺乏有效的反应，分泌物不能有效排出，导致呼吸道堵塞，引发患者缺氧。因检查不全，也不排除患者低钾、低血糖导致意识障碍。

四、护理诊断

1. 急性意识障碍：与延迟性呼吸抑制及缺氧有关。

2. 清理呼吸道无效：与患者意识障碍不能自主咳嗽有关。

3. 有窒息的危险：与自主呼吸不足、分泌物增多有关。

4. 皮肤完整性受损：与患者被动卧位有关。

五、护理目标

1. 配合医生抢救使患者意识恢复。
2. 患者能够自主咳嗽，有效清理分泌物。
3. 患者呼吸通畅，不发生窒息。
4. 恢复期皮肤完整不受损。

六、护理措施

护理措施 1：发生意识丧失时立即协助医生监测各项生命体征，排查各项原因。备好抢救物品和药品。持续低流量吸氧，遵医嘱给予相关拮抗药物。根据量表评估患者意识恢复程度。

护理措施 2：开放气道，及时清理呼吸道分泌物，患者清醒后鼓励其深呼吸进行有效咳嗽，协助患者叩背排痰，必要时吸痰及提供呼吸支持。遵医嘱给予止吐药，注意观察药物效果。

护理措施 3：床旁备吸引装置，保持呼吸道通畅，严密监测患者呼吸情况，确保不发生窒息。

护理措施 4：受压部位及骨骼突出处垫气圈或海绵垫。保持床单位整洁、干燥，无皱褶，无渣屑。

七、护理流程经验总结

运送途中携带简易呼吸器、面罩及便携式监护仪

↓

重点观察呼吸和意识

↓

意识丧失立即就地处置

↓

与病房护士完善护理记录

病例 24　多发骨折术后躁动患者的恢复期护理 1 例

一、病例摘要

患者，男，46 岁，主因左胫骨骨折术后皮肤破溃不愈合 1 年余就诊入院。患者于 2017 年井下作业时塌方致全身多发骨折，随即在当地医院进行手术治疗，行左胫骨骨折切开复位内固定术，术后皮肤缺损，多次行负压封闭引流术治疗均效果欠佳，于 2018 年 8 月因左小腿骨折术后感染在医院行左小腿骨折术后外固定架骨搬移术，现为求进一步治疗门诊以左胫骨骨髓炎骨搬移术后收入院。患者既往体健，无其他相关疾病。

麻醉手术经过：患者在全麻下行左胫骨断端清理、外固定架调整、左锁骨内固定取出术。13:10 麻醉开始，依次给予咪达唑仑 1mg、舒芬太尼 20μg、依托咪酯 12mg、罗库溴铵 50mg，经口置入 7.5 号加强型气管导管，麻醉诱导过程顺利。术中麻醉维持给予七氟烷、瑞芬太尼、盐酸右美托咪定，并根据病情调整使用剂量。术中使用止血带时间 50 分钟，手术历时 2 小时 5 分钟，过程顺利。术毕患者进入麻醉恢复室。

二、护理过程

15:15 患者带气管导管进入麻醉恢复室，常规监测生命体征，呼吸机辅助呼吸。

15:25 患者第一次苏醒后发生严重躁动，欲翻身，双手乱舞，并欲自行拔除气管导管，且呼之不应，不能配合医务人员指令性动作，多名护士不能控制其行为动作，Ricker 镇静 - 躁动评分（SAS）评为 7 分（表 24-1）。患者发生躁动后，立即通知其麻醉医生，遵医嘱给予丙泊酚 50mg 加以镇静，分析躁动原因，同时追加镇痛药舒芬太尼 5μg 滴斗入。加强固定气管导管，患者四肢给予约束，保持静脉液体通路通畅，加强固定，防止滑脱。15:30 患者血压 135/84mmHg，心率 90 次 / 分，血氧饱和度为 100%。

表 24-1　Ricker 镇静 - 躁动评分（SAS）

分值	描述	定义
7	危险躁动	拉拽气管内插管，试图拔除各种导管，翻越窗栏，攻击医护人员，在床上辗转挣扎
6	非常躁动	需要保护性束缚并反复言语提示劝阻，咬气管插管
5	躁动	焦虑或身体躁动，经言语提示劝阻可安静
4	安静合作	安静，容易唤醒，服从指令
3	镇静	嗜睡，语言刺激或轻轻摇动可唤醒并能服从简单指令，但又迅速入睡
2	非常镇静	对躯体刺激有反应，不能交流及服从指令，有自主运动
1	不能唤醒	对恶性刺激无或仅有轻微反应，不能交流及服从指令

　　15:45 患者再次苏醒后仍躁动不安，不能配合医护人员完成指令性动作，麻醉医生充分评估后，嘱护士拔除气管导管。拔除气管导管后医护人员与患者交流，其仍不能配合，并将约束带自行解除，出现打人、骂人、随地吐痰等行为，SAS 评为 7 分。患者对医务人员的提问不做正面回答，护士与其沟通、对其劝阻均无效。16:00 患者在多名医护人员的监护下，生命体征平稳，呼吸状态良好，停止吸氧 10 分钟后血氧饱和度不低于 96%，SAS 5 分，于 16:10 遵医嘱送回病房。

　　到达病房与家属见面后患者意识恢复正常，与家属及医务人员能够正常沟通，定向力正确。据家属口述患者第一次手术后也发生了同样的术后躁动情况。

三、病因分析

　　全麻恢复期躁动为麻醉恢复期的一种并发症，表现为兴奋、躁动和定向障碍并存，出现不恰当行为，如肢体的无意识动作、语无伦次、无理性言语、哭喊或呻吟、妄想思维等。常见原因中疼痛占 99.44%，气管导管刺激占 65.77%，心理应激占 15.55%。前两者刺激引起的躁动多数为轻、中度，心理应激引起者多数为中度的躁动。

　　该患者恢复期临床症状符合全麻恢复期躁动的描述，具体原因尚不明确，可能与应激性创伤、多次手术后伤口不愈合及心理承受压力过大有关。

四、护理诊断

1.急性意识障碍：与患者病程有关。

2.有围术期受伤的危险：与患者躁动有关。

3.创伤后反应：与患者意外伤害及病程长有关。

4.有暴力行为的危险(对自己或他人)：与患者出现幻觉、焦虑有关。

五、护理目标

1.患者躁动情况得到及时处理。

2.恢复期患者安全未受伤。

3.加强患者心理护理，使患者情绪稳定，顺利度过麻醉恢复期。

4.避免患者及医务人员受到伤害，患者能确认并控制自己的行为。

六、护理措施

护理措施1：患者躁动严重时呼叫麻醉医生和外科医生前来处理。保持患者呼吸道通畅，持续低流量吸氧，保证充足供氧。用屏风遮挡患者，保持休养环境安静舒适。尽量减少对患者的刺激性操作，必要时操作应动作轻柔，尽快完成。

护理措施2：在躁动原因未明确之前，加强安全护理，由2～3名护士护理该患者。合理使用约束带固定患者四肢，避免发生意外伤害或严重并发症。检查手术转运床护栏，并加强固定。妥善固定引流管，在病情允许范围内保持患者舒适体位。必要时遵医嘱给予镇静、镇痛药物。

护理措施3：患者心理及身体受到双重打击，所受创伤较严重，这是患者术后发生躁动的重要原因,因此加强患者术前心理护理至关重要。术前给予患者心理疏导及行为干预是术后心理护理的重要前提，可使护患关系更加密切，有效缓解患者焦虑和恐惧的心理。术后对待患者要态度温和，耐心解答患者的疑问，告知手术治疗的重要性，帮助患者顺利度过麻醉恢复期。

护理措施 4：医务人员在护理过程中正确保护自己，避免患者在无意识的状态下对医护人员造成伤害。与患者进行良好、有效的沟通，化解危机状态，避免批评性语言，鼓励和指导患者用语言表达困惑、愤怒等情绪，并给予心理疏导。

七、护理流程经验总结

加强术前访视，详细了解病情，重点是既往病史

↓

充分沟通，了解患者心理状态，给予预见性护理措施

↓

术中合理用药，镇痛充分

↓

术后合理使用约束具，注意松紧适度

↓

保证呼吸道通畅，给予充足的氧气吸入

↓

保持环境安静，避免嘈杂，减少刺激性操作

↓

加强安全护理措施，可安排多名医护人员看护

↓

遵医嘱给予镇静、镇痛药物，备好急救物品

↓

与患者进行良好、有效的沟通，做好术后心理护理

麻醉恢复期其他病例护理

病例 25　拔除气管导管时烤瓷牙脱落者的护理 1 例

一、病例摘要

患者，男，54 岁，身高 168cm，体重 70kg。患者于 2003 年前间断出现反酸，2008 年 3 月因脑梗死住院期间反酸症状加重，抽血结果显示肿瘤标志物高（CA199 514.8U/ml）、贫血。在当地医院行胃镜检查提示：胃体前壁可见一巨大溃疡性病变，约 5.0cm×3.0cm，表面覆黑白苔，周围黏膜环堤样隆起。检查 6 块组织。病理结果示：胃（体前壁）腺癌。因患者处于急性脑梗死期，暂未行手术治疗，予以 S-1（替吉奥）单药口服治疗。为行手术治疗，门诊以"胃癌"收入院。病中无发热、黄疸、心悸、咳嗽、恶心、呕吐、腹胀、腹泻、黑便，无尿频、尿急、尿痛。患者目前精神状态良好，体力正常，食欲正常，睡眠一般，体重无明显变化，大小便正常。既往史：高血压病史十余年，血压最高 160/90mmHg，不规律口服降压药，未监测。冠心病病史十余年，近期无胸闷发作。约 3 年前和 3 个月前曾患过脑梗死 2 次，未遗留后遗症。否认肝炎、结核、疟疾等传染病史，否认糖尿病、精神疾病病史，否认手术史，否认外伤史，否认输血史，否认药物、食物过敏史。

麻醉手术经过：患者在全麻下行腹腔镜根治性近端胃大部切除术。麻醉诱导：芬太尼注射液 0.2mg、依托咪酯注射液 18mg、顺苯磺酸阿曲库铵 40mg，诱导过程平稳。经口腔置入 7.5 号加强型气管导管。术

中以 1% 七氟烷、依托咪酯注射液 10ml/h、瑞芬太尼注射液 15μg/(kg·min)
维持麻醉。术中潮气量 500ml，呼吸频率 12 次 / 分，CO_2 分压维持在
35 ～ 45mmHg，手术历时 4 小时 49 分钟。术中持续监测体温，体温在
36℃ 左右，术中总入量 3200ml，输入悬浮红细胞 450ml、血浆 190ml，
出血量 500ml，尿量 500ml。手术过程顺利，麻醉满意，生命体征平稳。

二、护 理 过 程

14:20 患者带气管导管入麻醉恢复室。入室后以呼吸机维持呼吸，
潮气量 500ml，呼吸频率 12 次 / 分。监测生命体征，血氧饱和度为
100%，血压 155/82mmHg，呼吸频率 12 次 / 分，心率 82 次 / 分。

14:25 患者自主呼吸恢复，肌力恢复，有轻微躁动，血氧饱和度维
持在 100%，遵医嘱准备为患者拔除气管导管。

14:30 护士为患者拔管时发现患者 4 颗切牙脱落粘于导管胶布上，
立即报告麻醉医生。遵医嘱给予患者脱落切牙牙龈处消毒，并妥善保存
脱落的牙齿。14:35 麻醉医生与患者家属沟通，明确脱落的切牙是烤瓷牙。
15:10 遵医嘱送患者回病房，患者情绪稳定，恢复室恢复时间为 50 分钟。

三、病 因 分 析

烤瓷牙（图 25-1）的脱落有以下原因：①材料质量不佳引起烤瓷牙
牙龈处发黑，牙齿基台不合适，引起牙齿脱落。②烤瓷牙年限时长达到
材料的使用寿命。③患者日常饮食不注意烤瓷牙的养护，常吃硬的食品，
如患有牙周病，易引起烤瓷牙松动至脱落。

结合本病例分析原因为：该患者烤瓷牙使用年限长，并患有牙周
病，麻醉医护人员术前访视检查不够细致，未发现患者佩戴烤瓷牙且有
松动，术中近 5 小时的带管时间未做保护措施，从而引起烤瓷牙进一步
松动，在麻醉恢复期间，为患者吸痰拔管等操作使烤瓷牙完全松动导致
脱落。

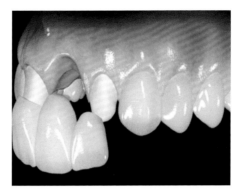

图 25-1　烤瓷牙

四、护理诊断

1. 有窒息的危险　与牙齿脱落有关。
2. 自我形象紊乱：与牙齿脱落有关。
3. 焦虑：与担心手术效果有关。

五、护理目标

1. 及时发现口内脱落的牙齿等异物，不发生窒息。
2. 恢复期患者能接受自身形象的改变。
3. 患者了解手术情况，情绪稳定。

六、护理措施

护理措施 1：接班时常规询问患者牙齿情况。如有松动或义齿等应做好护理记录，并使用牙线固定，防止牙齿脱落误入气管。麻醉恢复全程注意对牙齿的保护。为患者吸痰拔管时嘱患者头偏向一侧，避开松动的牙齿。如已脱落则将脱落牙齿取出，仔细检查口腔有无出血及残留物，妥善保存脱落牙齿，与患者和家属做好交代。

护理措施 2：向患者解释牙齿的问题及脱落原因，取得患者的理解。

接受患者所呈现的焦虑和失落，必要时请口腔科医生会诊，提出解决方案。

护理措施3：保持环境安静舒适，协助患者取舒适卧位，给予心理安慰，正确解答患者关于手术的提问，减少患者对手术治疗效果的担心和焦虑。与患者说明脱落牙齿部位，合理解释，取得患者及家属的理解与支持，保持情绪稳定。

七、护理流程经验总结

护士接班常规询问患者牙齿情况

↓

常规给予呼吸支持，监测生命体征

↓

做好松动牙齿保护措施

↓

拔除气管导管时动作轻柔，避开松动牙齿

↓

拔管后仔细检查口腔，观察有无出血和残余物

↓

书写完整的护理记录

↓

给予患者心理护理

病例 26　体温异常患儿的麻醉恢复期护理 1 例

一、病例摘要

患儿，男，8 岁，身高 132cm，体重 29kg。患儿于 2017 年 12 月 7 日无明显诱因出现左扁桃体小指肚大小肿物，无疼痛及其他不适。未予特殊处理，后肿物缓慢增大，疼痛感加剧，于 2017 年 12 月 14 日来医

院就诊，门诊以"咽旁肿物"收入院。既往史：患儿有海鲜过敏史。父母均体健。专科查体：左咽旁区可触及一约 4.5cm×3cm 大小肿物，质硬，边界较清，与周围组织有粘连，无触痛及其他不适。左侧颈部可触及肿大淋巴结，大者约 1.5cm×1.0cm，质中，疼痛明显，活动度较差，与周围组织粘连。

麻醉手术经过：患儿于 2017 年 12 月 18 日在全麻下行颌下入路咽旁肿物切除活检术。麻醉诱导：舒芬太尼注射液 15μg、罗库溴铵注射液 20mg、依托咪酯 6mg、丙泊酚 20mg。诱导过程平稳。经口明视插入 5.5 号气管导管，插管顺利。术中以 2% 七氟烷、40μg 瑞芬太尼 7～15ml/h、1% 丙泊酚 7～15ml/h 维持麻醉，呼气末二氧化碳分压维持在 40～42mmHg。10:10 手术开始，10:38 主刀医生发现伤口温度异常，10:39 连接体温探头，患儿体温为 39.2℃。10:40 停止吸入七氟烷，给予甲泼尼龙琥珀酸钠 40mg 滴斗入。10:40～12:04 给予患儿持续降温，患儿体温在 39.2～39.7℃ 波动。12:00 麻醉结束，12:05 手术结束。手术历时 1 小时 55 分钟。术中舒芬太尼用量共 20μg。术中总入量 1100ml，出量 110ml。其中出血量 10ml，尿量 100ml。12:25 患儿带气管导管回恢复室。患儿体温见麻醉单（图 26-1）。

二、护理过程

12:25 患儿带气管导管入恢复室。入室后继续给予呼吸机维持呼吸，常规监测生命体征，血氧饱和度为 100%，呼吸频率 16 次／分，心率 110 次／分，血压 120/62mmHg，患儿体温为 39.0℃。遵医嘱给予患儿物理降温。患儿体温在 38.0～39.0℃ 波动。

12:35 患儿意识恢复，自主呼吸恢复，肌力恢复正常，生命体征平稳，遵医嘱拔除气管导管。12:40 患儿体温逐渐下降，体温为 37.5℃。呼吸频率 16 次／分，心率 122 次／分，血压 121/70mmHg，遵医嘱停止降温。

13:10 患儿体温为 36.8℃，患儿生命体征平稳。

13:15 遵医嘱送患儿回病房，患儿生命体征平稳，恢复室恢复时间为 50 分钟。

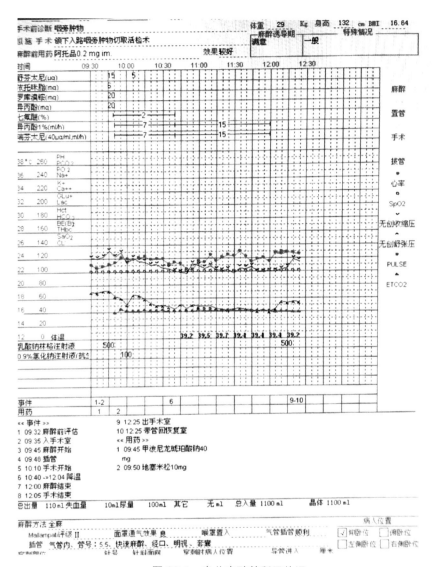

图 26-1　患儿麻醉单所示体温

13:30 患儿测体温为 36.9℃。

17:00 患儿测体温为 36.6℃。

三、病因分析

体温超过 37.2℃即为体温升高。围术期体温升高的原因很多，归纳起来为产热过多、散热减少所致。具体为：①患者因素，如感染、脓毒症、脱水、高代谢性疾病如甲亢等。②麻醉影响，如麻醉过浅致骨骼肌张力过大、肌肉活动增强致产热增加、二氧化碳蓄积等。③手术因素，如下丘脑部位手术、骨水泥置入等。④药物因素，如阿托品抑制汗腺分泌影响散热、输血输液反应、恶性高热。⑤环境因素，如手术室温度过高、敷料覆盖过多、保温过度等。该患儿排除了药物、麻醉、手术等因素，经积极物理降温，体温逐渐恢复正常，分析原因可能为患儿体温调节中枢发育不完善，体温调节功能不全，受周围环境温度变化的影响较大，术中保暖过度引起体温升高。

四、护理诊断

1. 体温过高：与房间温度较高及保暖过度有关。
2. 有窒息的危险：与高热惊厥时发生喉痉挛有关。
3. 恐惧：与环境陌生，离开父母有关。

五、护理目标

1. 恢复期患儿体温下降。
2. 恢复期呼吸道通畅，无高热惊厥及喉痉挛的发生。
3. 恢复期患儿情绪稳定，能够很好地配合。

六、护理措施

护理措施 1：①持续监测患儿体温，查找引起体温升高的原因。②调节室温至 21 ~ 22℃，相对湿度保持在 40% ~ 50%，尽量减少盖被。暴露患儿某些身体部位，使患儿的皮肤与外界接触，借空气的传导、对流、辐射加速散热，减少热量的产生，以达到降温的目的。对于发热出汗的患儿，要及时更换衣物，保证床单位的整洁干燥。需要注意的是避免患儿受凉。③体温在 37.5℃以上，遵医嘱采取物理降温，降温时注意观察患儿皮肤变化，防止冻伤。

护理措施 2：①保持呼吸道通畅：惊厥发作时即刻松开衣领，患儿取侧卧位，头偏向一侧，必要时定时吸痰，动作轻柔，以防损伤呼吸道黏膜及减少惊厥的发生。②出现高热惊厥时，遵医嘱给予对症处理。③注意安全，加强防护：抽搐发作时要注意防止碰伤，室内保持安静，室内光线不宜过强，避免一切不必要的刺激，护理操作时动作轻柔。严密观察病情变化，注意体温、脉搏、呼吸、心率的变化。降温后 30 分钟复测体温，及时做好记录。

护理措施 3：①给予患儿心理安慰，播放患儿喜欢的音乐或者动画片，转移患儿的注意力，减轻患儿对陌生环境及陌生人的恐慌。减少患儿哭闹引起的并发症，使患儿安全平稳地度过恢复期。②保持环境安静舒适，协助患儿取舒适卧位。

七、护理流程经验总结

患儿入室后认真与麻醉医生及手术室护士执行交接班制度

↓

常规给予呼吸支持，监测生命体征

↓

安排有经验的护士专人看护

↓

发现患儿体温升高，立即通知主麻医生，遵医嘱给予物理降温，同时尽量减少盖被。暴露患儿某些身体部位，加快散热，注意避免患儿因过度散热而受凉

↓

密切观察患儿生命体征，防止高热引起的小儿惊厥

↓

凡全麻期间有不明原因引起的呼吸增快及心动过速、体温升高、心律不齐或注射琥珀酸胆碱后出现肌肉强直，用肌松剂不能使之消失，均应警

惕恶性高热的发生

↓

及时清理呼吸道分泌物，保持呼吸道通畅，防止误吸

↓

注意保护输液通路安全

↓

书写完整的护理记录

↓

给予患儿心理护理

↓

加强术后访视

病例 27 过敏反应患儿的恢复期护理 1 例

一、病例摘要

患儿，男，6 岁，身高 132cm，体重 36kg，患儿于 4 岁开始，喝饮料后偶觉腹部疼痛，可自行缓解，家长一直未予重视，患儿 6 岁时疼痛加重，遂行超声检查，发现左肾积水，为进一步治疗来医院。患儿无过敏史。

麻醉手术经过：患儿在全麻下行左肾盂输尿管成形术，患儿插管顺利。术中总入量 1000ml，出量 160ml（其中尿量 150ml，出血 10ml），手术过程顺利，麻醉平稳。手术历时 1 小时 40 分钟。手术结束后带气管导管入恢复室。

二、护理过程

14:45 患儿入麻醉恢复室，常规监测，生命体征平稳。

14:55 患儿清醒，肌张力恢复正常，遵医嘱为患儿拔除气管导管。拔管后患儿哭闹，表情痛苦，不停地用手抓伤口，并主诉伤口疼痛，护

士立即通知主麻医生。

15:00 遵医嘱给予帕瑞昔布钠 20mg 滴斗入。

15:15 患儿烦躁，全身大面积皮疹，同时患儿呼之不应，血氧饱和度下降至 90%，血压 75/40mmHg，立即给予托下颌面罩加压给氧。同时呼叫分区主任。

15:16 分区主任到场，遵医嘱给予甲泼尼龙琥珀酸钠 40mg 静脉注射。

15:17 遵医嘱给予葡萄糖酸钙 500μg 滴斗入。

15:18 患儿皮疹消失，呼唤患儿仍无反应，患儿自主呼吸微弱，麻醉医生嘱准备气管插管。

15:19 为患儿测血气分析，pH 7.30，PaO_2 571mmHg，$PaCO_2$ 70mmHg，BE（B）–7.2mmol/L，SaO_2 100%，K^+ 3.9mmol/L，Na^+ 142mmol/L，Ca^{2+} 1.5mmol/L，Glu 8mmol/L，THbc 139g/L。

15:20 遵医嘱给予患儿芬太尼 0.05mg、丙泊酚 50mg、罗库溴铵 10mg；15:21 为患儿气管插管，呼吸机辅助呼吸。

16:01 再次行血气分析，pH 7.30，PaO_2 586mmHg，$PaCO_2$ 43mmHg，BE（B）–3mmol/L，SaO_2 100%，K^+ 3.9mmol/L，Na^+ 139mmol/L，Ca^{2+} 1.25mmol/L，Glu 8mmol/L，THbc 133g/L。

16:20 患儿清醒，自主呼吸恢复，能完成指令性动作，遂撤呼吸机。16:25 遵医嘱为患儿拔除气管导管，生命体征平稳，17:00 送患儿回病房。患儿恢复时间为 2 小时 15 分钟。手术后 9 天患儿康复出院。

三、病因分析

过敏反应属于免疫系统疾病，是指肥大细胞释放的组胺和组胺样物质导致的急性炎症反应，引起机体超敏免疫反应，临床表现为呼吸困难、头晕、低血压、发绀和意识丧失，严重者可能导致死亡。药物过敏反应是指临床上出现由药物（包括有效的药物和辅料）导致的类似过敏表现的不良反应。药物过敏反应主要分速发型和非速发型药物过敏反应两大类。速发型药物过敏反应主要的临床表现有荨麻疹，血管性水肿，鼻炎，结膜炎，支气管痉挛，恶心、呕吐、腹泻、腹痛等胃肠道不适，过敏性休克。这些症状常发生在给药的 1～6 小时内，甚至在 30 分钟内速发。非速发型药物过敏反应常发生在怀疑药物使用后 1 天以上，临床上主要表现为延迟性荨麻疹、固定性药疹、表皮坏死、重症多形性红斑、伴嗜酸性粒细胞增多和系统症状的药疹及血液系统症状如血小板减少等，严重时危及生命。分析该患儿其过敏反应与注射用帕瑞昔布钠有关。

四、护理诊断

1. 不能维持自主呼吸：与患者发生药物过敏，呼吸道水肿有关。
2. 有皮肤完整性受损的危险：与手术时间长患者被迫卧位有关。
3. 疼痛：与镇痛药不足有关。

五、护理目标

1. 维持患儿呼吸循环稳定，不发生呼吸抑制。
2. 过敏期间及时处理皮疹，不发生皮肤破溃压红。
3. 缓解患儿疼痛。

六、护理措施

护理措施 1：立即给予患儿气管插管并连接呼吸机辅助呼吸，保持呼吸道通畅，及时清理呼吸道分泌物。密切观察患儿的呼吸频率、节律，血氧饱和度的变化。同时观察患儿的意识、表情、瞳孔、呼气末二氧化碳分压及尿量等变化，必要时进行有创动脉血压监测。根据血气结果及时调整呼吸机参数。

护理措施 2：保持皮肤的清洁干燥，更换粘贴电极片时动作应轻柔。避免局部皮肤长时间受压，在骶尾部及骨骼突出处涂抹液状石蜡，放置棉垫保护，也可使用赛肤润局部涂抹。妥善固定患儿的输液通路，用自粘性弹力绷带缠绕固定套管针与肝素帽连接处，防止针头脱出发生皮肤划伤。

护理措施 3：患儿清醒时给予心理安慰，播放患儿喜欢的音乐或动画片，转移患儿的注意力，护理操作时动作轻柔。遵医嘱给予止痛药，用药后密切观察患儿的生命体征，使患儿安全平稳地度过恢复期。

七、护理流程经验总结

高年资护士专人看护

↓

观察生命体征，如出现过敏症状及时报告医生

↓

快速、准确判断，去除过敏原

↓

纠正休克，保护重要脏器功能

↓

急救物品及药品的准备

↓

完整的抢救护理记录

↓

做好患儿管路及皮肤安全护理

↓

密切观察患儿的尿量

↓

恢复室护士必须熟练掌握麻醉常用药物的作用及禁忌证

病例 28　髋关节翻修术后疑似溶血反应患者的麻醉恢复期护理 1 例

一、病例摘要

患者，男，64 岁，主因左髋关节置换术后 13 年，疼痛 3 年就诊入院。患者 2002 年因外伤在当地医院行左侧人工股骨头置换术，术后恢复尚

可，但屈髋及髋外翻活动受限。无法自己穿袜子，术后活动后左髋有疼痛不适，可以忍受，未在意。2012年疼痛加重并伴有活动受限，仅能扶拐走约50m。严重影响日常生活，为求进一步诊治而入院。既往有手术史、输血史。门诊诊断：左侧半髋置换术后假体松动。查体：跛行步态，双下肢不等长。

麻醉手术经过：患者在全麻下行左髋人工关节翻修术。8:30麻醉开始，依次给予咪达唑仑2mg、舒芬太尼20μg、依托咪酯12mg、米库氯铵16mg，经口置入7.0号气管导管，麻醉诱导过程顺利。术中麻醉维持给予七氟烷、瑞芬太尼、盐酸右美托咪定，并根据手术情况调整剂量。9:40手术开始，血压维持在95～98/55～60mmHg，心率92次/分，血氧饱和度为100%，10:38输注去白细胞血浆2.2U。10:46后患者出现血尿，颜色淡红，量约600ml，并伴有血压下降，最低时为90/52mmHg。10:56给予去白细胞悬浮红细胞300ml。11:38出现房性期前收缩二联律，给予2%利多卡因3ml静脉注射，11:40恢复窦性心律。其间间断使用去氧肾上腺素、肾上腺素维持血压，分两次给予甲泼尼龙琥珀酸钠200mg静脉滴注，生命体征平稳，血压维持在100/60mmHg左右，心率80次/分，血氧饱和度为100%。尿量200ml，颜色淡红，较前无改善，于12:09手术结束后进入麻醉恢复室，手术历时3小时35分钟。

二、护理过程

12:20患者带气管导管进入麻醉恢复室，常规监测生命体征，呼吸机辅助呼吸。血压121/62mmHg，心率84次/分，血氧饱和度为100%，持续有创动脉压监测为130/60mmHg左右。将引流管妥善固定，密切观察引流液的性状。尿袋妥善固定，观察尿色淡红，量约200ml，遵医嘱给予肾上腺素持续滴注，间断给予依托咪酯维持患者镇静状态。

13:00血气分析提示：pH 7.02，$PaCO_2$ 37mmHg，HCO_3^- 9.6mol/L，BE −20.6mol/L，诊断患者为代谢性酸中毒。遵医嘱给予碳酸氢钠125ml

持续滴注，适当纠正酸中毒。

14:00 观察患者尿液颜色逐渐变淡，呈淡粉色，血压稳定在 110～120/60～70mmHg，心率 90 次 / 分，血氧饱和度为 100%。血气分析提示：pH 7.13，$PaCO_2$ 47mmHg，HCO_3^- 15.6mol/L，BE −13.6mol/L。恢复室历时 1 小时 40 分钟，遵医嘱带气管导管送回重症监护室继续观察治疗。

三、病因分析

溶血反应是输血并发症中最严重的一种反应，主要由输注异型血而引起。溶血反应可分为两类：①输入红细胞的溶血反应，即刻反应为输血后即刻出现。延迟性反应为输入异型血后 1～2 周，才出现溶血反应。②受血者红细胞溶血反应，主要表现为发热、腰痛、头痛、胸前区紧迫感、寒战、呼吸困难、血压下降，但是在全身麻醉状态下大部分症状可被掩盖，可通过观察有无血红蛋白尿、低血压等协助判断。

该患者是在输入去白细胞血浆后即刻出现血尿，并伴有血压下降，临床症状明显，与溶血反应描述症状相似，因此高度怀疑患者输血后发生溶血反应并发症。

四、护理诊断

1. 组织灌注量改变：与低血压有关。
2. 躯体移动障碍：与手术后特定体位有关。
3. 有皮肤完整性受损的危险：与患者长时间被动体位有关。

五、护理目标

1. 恢复期维持患者循环稳定，血压不过低。
2. 恢复期保持术后肢体功能体位。
3. 恢复期无皮肤压红或损伤。

六、护理措施

护理措施 1：密切监测患者生命体征，将无创血压测量时间调整为 3 分 / 次。持续有创动脉压监测，观察实时动态血压。遵医嘱给予升压药物；保持静脉输液通畅，给予充足的液体补给量。对于输血患者，早期予以积极有效的不良反应预防措施和护理措施十分关键，因此输血过程中要注意密切观察，争取早发现、早治疗。

护理措施 2：护理人员专人看护，协助患者完成必要性动作，调整患者保持舒适体位，保持手术侧肢体外展中立位，并使其余肢体处于功能体位。

护理措施 3：患者由于年龄大、皮肤弹性差，术中长时间卧床不能活动，容易造成压疮及皮肤破损，恢复期护士应为患者在骨骼突出处加垫软垫，以防止受压皮肤进一步损伤，并在受压部位涂抹皮肤保护剂赛肤润加以保护。保持床单位干净平整，避免褶皱处挤压皮肤。

七、护理流程经验总结

一旦怀疑溶血，应立即停止输血

↓

核对血型，重新进行交叉配血，开始支持治疗

↓

保护肾功能，维持尿液 > 75ml/h

↓

碱化尿液，可选用 5% 碳酸氢钠，复查血气

↓

维持血容量，保证输入充足的液体，防止低血压

↓

激素治疗，给予甲泼尼龙琥珀酸钠或地塞米松

↓

抗休克治疗，防治弥散性血管内凝血

病例 29　术后压疮患者的护理 1 例

一、病例摘要

患者，男，39 岁，患者于 2013 年无明显诱因出现饱餐、受凉后上腹痛，症状难以描述，视觉模拟评分法（VAS）评分 4～7 分，屈曲位可缓解，就诊于当地医院诊断为急性胰腺炎，给予禁食水，静脉滴注抗生素、抑酸药等对症治疗后症状缓解，此后症状反复发作，一年发作 4 次，最近发作时间为 2016 年 12 月。此次因胰腺炎反复发作，为行手术治疗入院，门诊以慢性胰腺炎、胰腺多发结石收入院。患者精神状态良好，体力正常，食欲正常，近半年体重下降 8kg 左右。本次手术在全麻下行机器人胰十二指肠切除中转开腹术。手术体位：截石位（术中骶尾部贴膜保护皮肤）。手术时间：7 小时 25 分钟。术后安全返回麻醉恢复室。

二、护理过程

患者入恢复室后，恢复室护士发现患者胸前大面积皮肤发紫，呈斑点状。询问巡回护士及麻醉医生，回复患者皮肤状态同术前，恢复室护士跟巡回护士交接班时未翻身检查骶尾部皮肤。

遵医嘱拔除气管导管后，患者生命体征平稳，恢复良好，送回病房，留室时间 55 分钟。送回病房后，与病房护士交接班翻身查看皮肤情况，骶尾部有贴膜保护，臀部稍有压红，但不明显，护士未做处理。

次日病房护士早交班时发现患者双臀部压红加重（图 29-1），左侧 9cm×7cm，右侧 10cm×9cm，并有小水疱形成，患者主诉热痛感明显。病房护士详细记录后，用生理盐水为患者冲洗皮肤，用"一抹得"涂抹创面，无菌纱布覆盖，保持皮肤干燥。指导患者侧卧，避免骶尾部压红加重，同时进行心理护理，按时更换敷料。麻醉护士当日即开始术后访视，并上报不良事件。

第 3 天访视患者，其双侧臀部压红部位红肿程度减轻，小水疱消失（图 29-2），患者自诉热痛感消失。

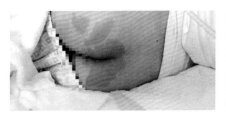
图 29-1　患者双臀部压红严重

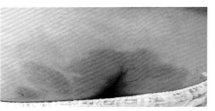
图 29-2　红肿程度明显减轻

病房护士连续 7 天为患者进行皮肤护理，其出院时骶尾部皮肤压红明显减退，患者未诉不适感。出院后继续随访，半个月后骶尾部皮肤完全恢复正常。

三、病因分析

手术压疮一般是指由于手术过程中无法改变手术体位而缓解局部组织压力，导致血液循环障碍，局部缺血、缺氧而导致的软组织溃烂和坏死。术中压疮常发生在术后几小时到 6 天，1～3 天常见。最初症状为受压部位在 1～2 天内出现红斑，迅速转变为瘀斑，随着组织损伤的发展可出现皮肤水疱或皮肤脱落。分析此病例发生术中压疮的原因为：①患者自身皮质层比较敏感，日常生活中稍有碰触皮肤就会发红。②患者由于自身疾病发生营养不良，营养摄入不足，皮下脂肪减少。③由于长时间手术保持一个体位固定不变，以及术后护士交接班不仔细，未及时发现骶尾部皮肤压红，没有及时处理，导致压红程度加重形成压疮。

四、护理诊断

1. 皮肤完整性受损：与患者手术时间长被迫体位有关。
2. 疼痛：与压疮发生有关。
3. 潜在并发症：感染。

五、护理目标

1. 骶尾部压疮恢复正常。

2. 骶尾部压红处热痛感减轻。

3. 患者住院期间骶尾部皮肤无感染。

六、护 理 措 施

护理措施 1：手术室护士、恢复室护士、病房护士均应班班为患者翻身交接皮肤情况，并做记录。保持床单位清洁干燥，无褶皱，在受压部位使用软枕垫。检查输液管道、引流管道，勿将管道压在患者皮肤下面，操作时动作轻柔。送回病房时应将患者抬离床面，勿托、拉、拽，减少摩擦力。对于皮肤敏感的患者尽早采取保护皮肤的护理措施，涂抹皮肤保护剂。术后定时翻身，解除压力，避免局部皮肤长期受压。

护理措施 2：为患者定时翻身，减轻皮肤压力，涂抹皮肤保护剂，减轻局部不适感。同时做好心理护理，护士可采用各种心理疗法如放松、引导想象、音乐疗法消除患者不良情绪，分散疼痛的感觉。

护理措施 3：严格执行无菌操作，保持管道通畅、敷料干燥，如被污染及时更换，做好手卫生，防止交叉感染。

七、护理流程经验总结

患者入室与巡回护士翻身交接皮肤情况并记录

↓

检查术中受压部位皮肤是否完好，有无破损

↓

特殊群体患者检查全身皮肤情况

↓

做好皮肤保护措施

↓

出恢复室前再次查看患者受压部位皮肤恢复情况

↓

将患者送回病房后严格与病房护上翻身查看皮肤并做好记录

↓

术后持续访视直至转归

病例 30　肾上腺脑白质营养不良患者的恢复期护理 1 例

一、病例摘要

患者，男，37 岁，于 2011 年年底无明显诱因出现言语不利，说话连贯性差，声音低沉，语速变慢；同时伴有双手取物时动作变慢及行动迟缓，偶有跌倒，下楼梯时需手扶栏杆，上述症状缓慢加重，并出现舌头发僵、言语含糊，肢体发僵，双手持物困难，跌倒次数增多。2013 年 3 月行颅脑 MRI 平扫＋增强示脑白质脱髓鞘、小脑萎缩；2014 年底出现迈步费力，转身困难；2015 年生活完全不能自理；2016 年偶出现大小便失禁，可以与外界交流，肢体尚可活动；2018 年初患者病情明显加重，出现全身肢体僵硬，强哭强笑，并逐渐丧失言语功能，对外界刺激无反应，大小便完全失禁；2019 年 5 月到医院就诊，完善基因筛查，结果显示 X 连锁肾上腺脑白质营养不良相关基因 ABCD1 存在一处半合子突变，家系验证结果显示此半合子突变来自其母，肾上腺脑白质营养不良诊断基本明确。患者目前为植物状态，双肺炎症，对外界刺激无反应，存在睡眠周期，尿失禁，3～4 天家属辅助排便一次。

麻醉手术经过：患者在全麻下行立体定位后脑部注射慢病毒载体的基因修饰治疗。麻醉诱导：咪达唑仑 1mg、芬太尼 0.2mg、丙泊酚 80mg、依托咪酯 10mg、罗库溴铵 40mg，经口腔置入 7.0 号气管插管。术中以 1% 七氟烷、1% 丙泊酚 10ml/h、瑞芬太尼 10μg/（ml·h）维持麻醉，总出量 210ml，失血量 10ml，尿量 200ml，总入量 1700ml。手术麻醉过程顺利，生命体征平稳，手术时间：1 小时 5 分钟。

二、护理过程

患者 11:10 带气管导管进入麻醉恢复室，常规监测生命体征，呼吸机辅助呼吸。麻醉医生嘱患者术前为植物状态，无意识。护士观察其瞳孔等大等圆，直径约 4mm，对光反射迟钝。

11:25 患者自主呼吸恢复，经气管导管吸氧，氧流量 4L/min（图 30-1），11:35 遵医嘱停止吸氧观察 5 分钟，血氧饱和度不能维持在 90% 以上，最低 84%，再次吸氧上升至 93%。遵医嘱吸痰，痰液脓黄且量较多。

11:50 遵医嘱拔除气管导管并给予储氧面罩吸氧，氧流量 5L/min，血氧饱和度为 98%。12:23 测动脉血气一次，结果正常。13:25 遵医嘱将患者送回病房，出室时生命体征：心率 111 次 / 分，血压 118/ 86mmHg，储氧面罩吸氧血氧饱和度为 98%。恢复时间共 2 小时 25 分钟。转运过程中携带便携式监护仪与氧气袋，持续储氧面罩吸氧，密切观察病情。回病房后继续监测生命体征（图 30-2）。

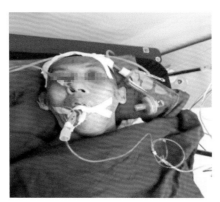 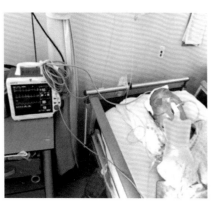

图 30-1　患者自主呼吸恢复　　　　图 30-2　送回病房生命体征平稳

三、病因分析

肾上腺脑白质营养不良（ALD）是最常见的一种遗传性中枢神经髓鞘合成病变，为 X 连锁隐性遗传，发病率 1/（25 000 ～ 50 000）。该病主要侵犯大脑白质、肾上腺和睾丸组织，根据发病年龄和主要受累部位不同，可分为儿童脑型、青少年脑型、成人脑型、肾上腺脊髓神经病型、单纯艾迪生病、杂合子型及无症状型 7 种类型，儿童脑型 ALD 为最常见的一种类型。基因检测技术的应用使该病的确诊不再困难，但该病的治疗仍是世界难题。虽然对 ALD 的发病机制在分子和细胞水平都进行了大量的研究,但目前仍无有效治疗 ALD 的方法,造血干细胞移植、基因治疗、胚胎干细胞移植等技术仍处于研究阶段。

本病例患者处于植物状态,意识与肌张力评估不能参照正常指征来评估。麻醉恢复期间,在麻醉医生及神经内科医生指导下,重点观察患者的呼吸状态、瞳孔大小、血压等指征,可使用潮气量表监测患者潮气量与呼吸频率、每分通气量,同时也需要麻醉医生在场指导拔除气管导管,使患者安全度过麻醉恢复期。

四、护理诊断

1. 有误吸的危险:与意识障碍所致咳嗽、吞咽反射减弱有关。
2. 皮肤完整性受损:与长期卧床、大小便失禁有关。
3. 躯体移动障碍:与患者自身疾病有关。

五、护理目标

1. 保持患者呼吸道通畅,无误吸发生。
2. 患者皮肤完好,无压疮发生。
3. 保持功能性体位。

六、护理措施

护理措施 1:发现患者有痰鸣音时及时吸痰,保持呼吸道通畅,专人严密看护,如出现呼吸困难症状及时报告医生处理。

护理措施 2:术后交接班时检查皮肤情况,压红部位及时保护,骨骼突出处可垫气圈,避免局部刺激,保持床单位平整、清洁、干燥,加强对患者皮肤的保护。

护理措施 3:定时给患者翻身、活动关节部位,保持患者舒适卧位。协助完成检查治疗需要的体位变动。

七、护理流程经验总结

详细交接班，掌握患者病情

↓

严密观察患者生命体征，定时查看瞳孔

↓

以潮气量表检查呼吸，停止吸氧观察 5 ～ 10 分钟

↓

床旁备好急救药物、插管物品

↓

按高风险拔管指征评估，遵医嘱拔管

↓

专人护理，做好病情记录

↓

麻醉医生、外科医生和麻醉护士共同转运患者

↓

运送途中携带便携式监护仪、氧气袋

↓

做好术后访视

病例 31 机器人辅助腹腔镜下胰十二指肠切除术后皮下气肿患者的恢复期护理 1 例

一、病例摘要

患者，女，67 岁，身高 155cm，体重 46kg。现病史：患者于 2018 年 2 月发现皮肤、巩膜黄染，无腹痛、腹胀及恶心、呕吐症状，在当地医院就诊，行腹部彩超检查提示肝外胆管堵塞，为行进一步诊治而入院，门诊行上腹部 MRI 及 PET-CT 检查考虑胆总管恶性肿瘤，以"胆总管癌"

收治入院。患者自发病以来精神状态一般、乏力、食欲一般，睡眠尚可，体重无明显变化，白陶土样便，尿色深黄。既往史：否认肝炎、结核等传染病史，否认高血压、心脑血管病病史，否认糖尿病病史，否认手术史及外伤史，自诉对磺胺类、青霉素、头孢类药物有过敏史。

麻醉手术经过：患者在全麻下行机器人胰十二指肠切除术。麻醉诱导给予舒芬太尼注射液 15μg、依托咪酯注射液 16mg、罗库溴铵40mg、咪达唑仑 2mg 静脉注射，诱导过程平稳。经口腔置入 7.0 号加强型气管导管。术中以 1% 七氟烷、丙泊酚注射液 12ml/h、瑞芬太尼注射液 12μg/（kg·min）维持麻醉。术中潮气量 450ml，呼吸频率 12 次 / 分，$ETCO_2$ 维持在 35 ～ 45mmHg，手术历时 4 小时 40 分钟。术中持续监测体温，体温在 36.3 ～ 36.5℃，术中多次监测患者血气分析，测最后一次的血气结果为 pH 7.44，$PaCO_2$ 76mmHg，PaO_2 326mmHg。术中总入量 3100ml，出血量 50ml，尿量 700ml。手术过程顺利，麻醉满意，生命体征平稳。

二、护理过程

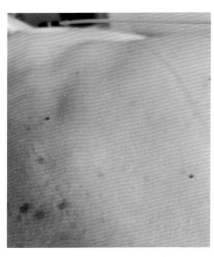

图 31-1　患者皮下气肿

14:10 患者带气管导管入麻醉恢复室。继续呼吸机维持呼吸，潮气量 400ml，呼吸频率 12 次 / 分，监测生命体征，血氧饱和度为100%，血压 110/62mmHg，呼吸频率 12 次 / 分，心率 72 次 / 分，测量体温 36.2℃。护士检查患者皮肤，触及患者颈部、胸部到腹部脐以上有捻发音，提示皮下气肿（图 31-1）。

14:13 遵医嘱加大潮气量通气，调整潮气量为 500ml，呼吸频率 15 次 / 分，以促进体内 CO_2 的排出。

14:40 患者皮下气肿范围未见减少，遵医嘱继续给予呼吸机通气，血氧饱和度为 100%，血压 135/72mmHg，心率 80 次 / 分。

15:35 患者意识恢复，自主呼吸恢复，更换鼻导管吸氧，皮下气肿有好转，范围较入室时明显减少。血氧饱和度维持在 98 % 左右。遵医嘱为患者测血气，血气结果如下：pH 7.28，$PaCO_2$ 44mmHg，PaO_2 316mmHg。

15:40 患者符合拔管指征，遵医嘱拔除气管导管。16:00 患者生命体征平稳，遵医嘱送回病房。

三、病因分析

皮下气肿是皮下组织有气体积存，用手按压皮下气肿的皮肤，可以感觉到气体在皮下组织内移动，触之有捻发感或握雪感。围术期多见于腹腔镜手术气腹时，因套管穿刺器较粗且尖端锐利，穿透腹腔后容易使腹膜周边撕裂，过高的腹腔内压使气体透过破损处进入疏松的组织间隙形成皮下气肿。二氧化碳人工气腹时患者皮下气肿通常首先表现为呼气末二氧化碳分压增高，且难以通过增加通气即时纠正，术后一般可自行缓慢吸收。

结合本病例分析，患者为老年女性，腹壁肌肉组织少，腹膜弹性差，较高的腹腔内压导致腹部、胸部及颈部皮下气肿。

四、护理诊断

1. 气体交换受损：与体内二氧化碳潴留有关。
2. 皮肤完整性受损：与患者手术时间长被迫体位有关。
3. 有体温改变的危险：与术间温度低，液体的输入有关。

五、护理目标

1. 恢复期保持患者气道通畅，有效进行气体交换。
2. 恢复期患者皮肤无受损。

3. 手术时间长，避免低体温的发生。

六、护理措施

护理措施1：麻醉恢复期间，给予患者持续呼吸机支持，缓慢降低 $PaCO_2$，使呼吸与循环中枢有一段适应过程。不可骤然进行过度通气，以免发生二氧化碳排出综合征（其临床表现为血压骤降、脉搏减弱、呼吸抑制等，严重者可导致心律失常）。

护理措施2：为患者长时间受压部位的皮肤涂抹液状石蜡或赛肤润，放置海绵垫保护皮肤，防止患者皮肤损伤。

护理措施3：保持麻醉恢复室环境温度为 $22 \sim 26℃$，为患者加盖暖被，操作时尽量减少患者皮肤暴露，有助于减少热量的散失。有条件的可在恢复期间给予加温毯、充气加温装置、循环水睡衣，也可输入加温的液体。

七、护理流程经验总结

评估患者皮下气肿的程度

↓

遵医嘱给予患者呼吸机通气治疗

↓

根据患者血气值，调整呼吸机参数

↓

持续观察患者皮下气肿消退情况

↓

注意皮肤、管道等的安全护理

↓

持续保温护理

↓

做好心理护理、人文关怀

手术间麻醉护理

病例 32　胫骨骨折术中过敏性休克患者的护理 1 例

一、病例摘要

患者，女，61 岁，身高 150cm，体重 58kg，BMI 25.77kg/m²。患者于 2017 年 8 月不慎摔伤，右侧胫腓骨骨折，在当地医院行手术治疗，术后愈合不良，再次手术后依然愈合不良，为求进一步诊治来院就诊，于 2018 年 7 月 15 日入院。既往体健，对头孢曲松、头孢呋辛过敏。拟实施手术：全麻下右胫腓骨骨折术后愈合不良清创、病灶清除、内固定取出、负压封闭引流术。

麻醉手术经过：患者入手术室后常规监测生命体征，开放外周静脉通路，12:15 依次采用咪达唑仑、舒芬太尼、依托咪酯、罗库溴铵行麻醉诱导，术中用七氟烷、瑞芬太尼、丙泊酚维持麻醉深度，14:45 给予琥珀酰明胶 500ml 静脉滴注，15:10 术者松止血带后患者出现血压下降（78/40mmHg），随后血氧饱和度降低至 96%，气道压 37cmH₂O，ETCO₂ 降低至 32mmHg，麻醉医生叫停手术。

二、护理过程

15:10 遵医嘱给予麻黄碱 12mg 静脉注射，患者血压未上升，继续给予去氧肾上腺素 40μg 静脉注射。

15:15 血压 60/38mmHg，给予去甲肾上腺素 4μg 静脉注射，血压

76/40mmHg。

15:16 立即呼叫上级医生开始抢救，掀开手术单发现患者胸前有大片红疹。

15:17 给予肾上腺素 200μg 静脉注射。

15:20 ～ 17:00 给予去甲肾上腺素（20mg/ml）+ 多巴胺 2mg+ 生理盐水 50ml 以 30ml/h 速度静脉滴注。

15:30 ～ 17:00 给予肾上腺素（40μg/ml）30ml/h 泵入，根据血压调整泵入剂量。

16:00 吸入气中氧浓度（FiO_2）100% 时动脉采血行血气分析示：pH 7.26，$PaCO_2$ 55mmHg，PaO_2 130mmHg，Ca^{2+}1.1mmol/L，Lac 3.9mmol/L，Hct 0.42，HCO_3^- 24.7mmol，BE–3.4mmol/L，THbc 155g/L，SaO_2 99%。给予葡萄糖酸钙 1.0g 静脉注射。

17:05 麻醉结束，患者血压 130/103mmHg，遵医嘱带气管导管回外科监护室。

三、病因分析

骨科四肢手术常使用止血带，可最大限度地减少出血，提供良好的手术条件。而松止血带时，驱血部位因组织缺氧而产生的酸性代谢产物回流，可对循环产生一定的不良影响，如扩张血管致回心血量相对不足，增加血管通透性，降低外周血管阻力，抑制心肌等，患者多表现为心率增快、血压下降甚至休克等症状，但临床上通常为一过性表现，积极对症处理即可纠正。需与过敏性反应引起的低血压，或麻醉过深引起的低血压进行鉴别诊断。

该患者出现血压下降是在输注琥珀酰明胶 25 分钟之后，给予相应对症处理后，血压持续下降至出现休克症状，并伴有皮肤皮疹样改变，结合临床症状分析可能是过敏性休克，高度怀疑为琥珀酰明胶引起的过敏。

四、护理诊断

1.组织灌注量改变：与机体过敏血管通透性增加有关。

2. 有体温改变的危险：与手术间温度低及大量输液有关。

3. 潜在并发症：电解质紊乱、心搏骤停。

4. 有感染的危险。

五、护理目标

1. 维持有效循环，保持心、脑、肺、肾等重要器官的血供。

2. 维持患者适宜的体温。

3. 减少并发症的发生。

4. 不发生麻醉操作导致的感染。

六、护理措施

护理措施 1：遵医嘱建立两条静脉通路，并保持输液通畅，合理补液。去除所有可能的过敏原，更换乳酸钠林格注射液输注。遵医嘱应用血管活性药物以改善组织灌注。合理使用糖皮质激素，严密观察病情变化，根据血压调整药物浓度和滴速，动态监测尿量变化。

护理措施 2：持续监测体腔体温，体温低于 36℃时给予液体加温输注、暖风机保暖，高热者给予物理降温。

护理措施 3：根据病情变化及时做动脉血气分析，观察电解质变化，维持酸碱平衡。减少并发症的发生。

护理措施 4：手术间各类人员严格无菌操作，避免跨越术野，遵医嘱正确使用抗生素。

七、护理流程经验总结

发现患者过敏症状，迅速去除过敏因素

↓

呼叫上级医生，评估患者全身状况

↓

最大限度地减少麻醉药物的使用

↓

保持气道通畅，氧浓度调至 100%，加大氧流量

↓

尽快完成手术或终止手术

↓

中心静脉压、有创动脉压监测，静脉输液扩容

↓

及时准备肾上腺素及激素、钙剂

↓

遵医嘱应用抗休克药物，同时抬高患者下肢

↓

必要时实施持续胸压式心肺复苏

↓

测血气，监测电解质变化，维持机体酸碱平衡

↓

体温护理及预防感染

↓

协助完善麻醉单记录

病例 33　术中肺栓塞患者的护理 1 例

一、病例摘要

患者，女，35 岁，身高 168cm，体重 64kg。发现子宫肌瘤 1 年，尿频半年，下肢肿胀 2 周而入院。超声提示：左下肢深静脉、大隐静脉及小腿肌间静脉自发显影（高凝状态？请结合临床）。超声（妇产）提示：右附件区囊肿，大小约 6.7cm×4.2cm×4.0cm，子宫前位，前壁可见一巨大低回声团块，大小约 14.4cm×10.6cm×14cm。超声（血管）提示：左侧股总静脉血流呈云雾状、频谱形态异常，考虑盆腔肿物压迫髂静脉所致，双侧股总静脉、股浅静脉、腘静脉和大隐静脉管腔显示清

楚，探头加压后管腔消失，未见明确血栓。超声（血管）提示：双下肢静脉血流略减低。患者 12 年前患"急性淋巴细胞白血病（M4 型）"，规律化疗 7 个月后，定期复查无明显异常，随诊 4 年后中断复查。3 年前因"胆结石"曾行"腹腔镜下胆囊切除术"。诊断为：①巨大子宫肌瘤；②卵巢囊肿；③下肢静脉血栓？④急性白血病病史。拟在全麻下行腹腔镜下子宫肌瘤切除术。

麻醉手术经过：患者 9:50 入手术室准备间输液。10:03 入手术间，核对完毕后，10:05 患者自己移至手术床上时，突然出现意识丧失，牙关紧闭，角弓反张，四肢抽搐。

二、护理过程

10:06 抢救开始，麻醉护士立即协助麻醉医生抬患者下颌，开放气道，连接心电监护仪，同时呼叫上级医生。面罩加压给氧，检查患者呼吸道通畅，患者抽搐时间大约 2 分钟。

10:07 患者意识恢复。观察双侧瞳孔散大，约 7mm。此时，监护仪显示心率 110 次 / 分，ST 段压低 4.2mV 左右，血压 145/108mmHg，血氧饱和度为 99% ～ 100%。

10:12 开始患者呈持续性低血压状态，血压浮动在 70 ～ 80/40 ～ 50mmHg，心率 130 ～ 140 次 / 分，面罩吸氧血氧饱和度维持在 97% 以上。

10:15 患者清醒后，术者决定手术择期再做，并呼叫心内科、神经内科、ICU 医生手术室内急会诊。

10:20 患者血压维持在 70 ～ 80/40 ～ 50mmHg。遵医嘱给予去氧肾上腺素（200μg/ml）和多巴胺（60mg/ml）泵入，患者主诉口渴，四肢皮肤湿冷。

10:25 配合麻醉医生行颈内静脉穿刺置管、桡动脉穿刺置管，测量中心静脉压数值约为 13cmH$_2$O，患者仍主诉口渴。泵入去甲肾上腺素和多巴胺。患者仍持续低血压，给予碳酸氢钠注射液 250ml 静脉滴注后，血压有所升高。分两次给予呋塞米 10mg 静脉注射，分两次给予毛花苷 C 0.4mg、0.2mg 静脉注射后，血压升高至 104/63mmHg 左右，但是很快又回落到低血压的状态。

12:30 患者开始出现烦躁，心率由 120 次 / 分下降至 90 次 / 分，血氧饱和度逐渐降低至 90%，并出现心律不齐。

12:35 术者请血管外科医生会诊，并再次请心内科医生会诊。血管外科医生会诊之后，诊断：高度怀疑肺动脉栓塞？

12:56 患者意识再次丧失，面色发绀，四肢抽搐，牙关紧闭，与家属充分沟通后，决定为患者行气管插管建立人工气道。

13:05 心内科医生到场，触摸颈动脉无搏动，立即行胸外按压，同时泵入肾上腺素（4mg/50ml）。

13:08 更换萨博心肺复苏器。

13:09 心内科医生到场，立即指示给予尿激酶 20 万单位，后又给予阿替普酶 20mg，多学科专家会诊意见为：肺栓塞。

13:10 患者心搏恢复，持续使用萨博心肺复苏器胸外按压。

13:11 使用冰帽。

13:16 ～ 13:21 静脉注射葡萄糖酸钙 1g。

13:17 行股动脉鞘穿刺，为造影做准备。

13:40 ～ 13:45 转运患者至血管杂交手术间，14:00 手术开始。

14:10 患者自主心率维持在 110 ～ 120 次 / 分，血压维持在 110 ～ 120/60 ～ 70mmHg，停止使用萨博心肺复苏器。手术开始后测血气，pH 7.02，遂又给予碳酸氢钠注射液 250ml 静脉滴注，纠正酸碱平衡。手术开始半小时后再次测血气分析：pH 7.3，Ca^{2+} 0.87mmol/L，又给予葡萄糖酸钙 1g，同时根据血压调整肾上腺素的用量。

15:00 手术结束，血压 110/65mmHg，心率 110 次 / 分，血氧饱和度为 97%，吸入气氧浓度 100% 时动脉血气分析示：pH 7.37，$PaCO_2$ 59mmHg，PaO_2 79mmHg，K^+ 2.7mmol/L，Lac > 15mmol/L，Ca^{2+} 0.94mmol/L，HCO_3^- 34.1mmol/L，BE 6.7mmol/L，THbc 148g/L，SaO_2 95%。

15:40 患者手术结束，带气管导管回监护室。

患者恢复良好，1 周后行盆腔巨大肿瘤切除术，术后 20 天顺利出院。

三、病因分析

肺栓塞是由血栓、空气、脂肪或羊水所造成的肺动脉血流阻塞。肺栓塞最主要、最常见的种类为肺动脉血栓栓塞（PTE）。病因包括血栓形成、心脏病、肿瘤、妊娠、分娩及其他少见病因（长骨骨折致脂肪栓塞、意外事故和减压病造成空气栓塞、寄生虫和异物栓塞、遗传性抗凝血因素减少或纤维蛋白溶酶原激活剂增加）。肺栓塞患者的临床症状及转归取决于栓子的部位及栓塞的范围。

该患者术前诊断为巨大子宫肌瘤，超声显示疑似下肢静脉血栓，极有可能患者在更换体位时血栓脱落，顺静脉回流进入右心房，再流入肺循环导致肺血栓栓塞。该患者出现的呼吸困难、抽搐、血压下降甚至休克、意识丧失、心搏骤停等临床症状亦符合肺栓塞的诊断。

四、护理诊断

1. 组织灌注量改变：与肺动脉管腔阻塞，血流减少或中断有关。
2. 有窒息的危险：与不能自主清理呼吸道有关。
3. 急性意识障碍：与脑血管、冠状动脉供血不足有关。
4. 恐惧：与相关疾病知识缺乏有关。

五、护理目标

1. 维持有效循环，保持心、脑、肺、肾重要器官的血供。
2. 预防患者因误吸而导致窒息。
3. 防止患者意识障碍发生时造成机体损害。
4. 清醒时做好心理护理，减轻患者恐惧感。

六、护理措施

护理措施 1：建立两条以上静脉通路，监测有创动脉压，遵医嘱给予升压药物维持循环。严密观察患者心电、血压、末梢循环、肢体体温、血氧饱和度的改变，准确记录出入量，维持水、电解质平衡。

护理措施2：确保吸引器性能良好，及时为患者清理口腔及呼吸道的分泌物，当患者发生意识障碍时，将患者头偏向一侧。

护理措施3：麻醉护士床旁看护，避免患者受到意外伤害，定时监测患者的瞳孔和意识变化。牙关紧闭，角弓反张时置入口咽通气道或牙垫，避免患者咬伤口唇。

护理措施4：为患者提供舒适安静的诊疗环境，患者意识清醒时给予心理护理。紧握患者双手，给予安慰和鼓励。

七、护理流程经验总结

及时呼叫，寻求帮助，同时准备急救药物与设备

↓

建立人工气道，应用100%纯氧高流量通气

↓

建立大静脉通路，监测有创动脉压

↓

通过静脉输液、给予血管升压素及正性肌力药维持循环

↓

经食管行超声评估心脏功能

↓

抗凝治疗，纤溶治疗

↓

心搏骤停予以心肺复苏

↓

肺动脉栓子取出术

↓

准备循环辅助支持设备与技术：ECOM（体外膜氧合器）/CBP（连续性血液净化）/IABP（主动脉内球囊反搏术）

↓

协助完善麻醉单记录

病例 34　肝脏肿瘤射频消融术术中心脏压塞患者的护理 1 例

一、病例摘要

患者，女，53 岁，体重 57kg，身高 170cm，BMI 19.7kg/m²。主诉："体检发现肝脏占位性病变 20 余天"。现病史：患者于 20 余天前体检时查肝脏磁共振示肝左外叶乏血供结节，考虑小肝癌可能。肝硬化、脾大、双肾囊肿。患者无腹痛、腹胀，无寒战、发热，无皮肤及巩膜黄染，无恶心、呕吐，无乏力等不适症状，术前各项检查均正常，无其他系统疾病，现为求进一步治疗，门诊以"肝左叶占位"收入院。拟在全麻下行三维腹腔镜肝左外叶切除术，经探查后改为肝脏肿瘤射频消融术。

麻醉手术经过：8:20 开始麻醉诱导，依次给予舒芬太尼 20μg、顺苯磺酸阿曲库铵 10mg、依托咪酯 20mg、甲泼尼龙琥珀酸钠 40mg，快速诱导插管，插管顺利。后行中心静脉穿刺。麻醉维持采用静吸复合，吸入用七氟烷、静脉泵入丙泊酚和瑞芬太尼。9:25 手术开始，术中维持血压在 110 ~ 120/60 ~ 65mmHg，血氧饱和度为 100%，心率 65 ~ 70 次 / 分，手术过程平稳。10:00 患者血压突然下降，最低降至 60/40mmHg，心率增快至 110 ~ 120 次 / 分，血氧饱和度为 100%。

二、护理过程

10:00 立即遵医嘱给予盐酸去氧肾上腺素 40μg 静脉注射，升压效果不明显。

10:01 给予去甲肾上腺素 200μg 静脉注射，作用仍不明显，血压无改善。

10:02 给予肾上腺素小剂量间断静脉注射，血压回升至 90mmHg 左右。

10:10 观察到血压再次逐渐下降，药物升压效果不明显，血氧饱和度由 100% 降至 95% 左右，且经常波形不稳定或监测不到，麻醉医生与手术医生协商后，停止手术。

10:12 呼叫上级医生，同时请心内科医生会诊，配合麻醉医生在超声引导下行桡动脉穿刺置管，动脉采血并测血气。

10:15 测量中心静脉压为 34cmH$_2$O，观察患者面色及手指颜色明显变深，动脉压差和手术开始时相比变小。听诊心音弱并遥远。麻醉医生经食管行超声检查提示为心室腔明显受压变小。

10:50 心内科医生到场会诊，经胸心脏超声显示心包液面 2.5cm，确诊为心脏压塞。

11:00 快速准备中心静脉置管包，配合医生行心包穿刺及置管引流术，抽出不凝固心包积血约 150ml，同时给予快速补液。患者心率逐渐恢复正常水平，血压回升，面色改善。

11:20 患者生命体征趋于平稳，血压 120/72mmHg，心率 89 次/分，血氧饱和度为 99%，继续手术，术毕安全返回外科监护室。

三、病因分析

心包位于中纵隔，心包腔为一狭窄密闭的间隙，心包腔内正常可有 15～50ml 浆液为心脏跳动起润滑作用。囊壁由纤维层和浆液层构成，纤维层韧、厚、弹性差，当心包腔内液体急剧聚积或异常增多而心包囊不能迅速伸张扩大时，致使心包腔内压力明显增高，心室舒张期充盈受限，静脉血液不能充分回流入右心，使体循环静脉压升高，回心血量减少，易产生心脏压塞症状，若不及时抢救可危及患者生命。心脏压塞可为心源性、感染性、肿瘤性因素及主动脉夹层或全身疾病所致。

该患者术前心电图、胸片检查均正常，术中出现血压下降，中心静脉压升高，脉压减小，心音弱而遥远，常规循环支持治疗效果不明显，最终经心脏超声确诊为心脏压塞。经与术者沟通分析，原因可能是手术部位靠近心脏，置入射频针时误伤心脏或心包导致心包积血。

四、护理诊断

1. 心排血量减少：与心脏扩张受限有关。

2. 组织灌注量改变：与心排血量下降有关。

3. 有感染的危险：与手术创伤有关。

4. 潜在并发症：肺不张、肺内感染。

五、护理目标

1. 保持心排血量相对稳定。

2. 维持有效循环，保持心、脑、肺、肾重要器官的血供。

3. 减少感染风险。

4. 减少并发症的发生。

六、护理措施

护理措施 1：备好急救药物、抢救设备及超声设备于床旁，遵医嘱应用血管活性药物，维持适度的心室充盈压。心包穿刺时密切观察患者脉搏、面色、心律、心率变化，如有异常应立即提醒医生停止穿刺。

护理措施 2：心包穿刺时需及时补液/输血，维持重要脏器血液灌注，密切观察血压变化，同时要注意有无面色苍白、大汗淋漓、尿量减少等休克的先兆症状，发现异常及时报告医生并积极处理，防止病情进一步恶化。

护理措施 3：严格无菌操作，保持引流通畅。遵医嘱正确应用抗生素。

护理措施 4：为患者吸痰膨肺，保持呼吸通畅。严密观察患者的各项生命体征。

七、护理流程经验总结

心脏压塞的抢救原则：

及时呼救，多学科合作，迅速备好急救药物和抢救设备于床旁

↓

快速识别：贝克三联征

a.静脉压升高——颈静脉压升高、颈静脉怒张

b.血压骤降——收缩压下降、脉压变小、休克、奇脉

c.心搏量下降——心音低弱而遥远

↓

鉴别诊断：超声心动图示右心室显著受压，右心室流出道变窄

↓

升压补液，维持有效循环血量，保证重要脏器灌注

↓

及时穿刺，迅速降低心包内压，维持心室充盈压

↓

保持引流通畅，定时挤压

↓

防治感染：严格无菌操作，正确应用抗生素

↓

协助完善麻醉单记录

病例 35　肺癌术中低氧血症患者的护理 1 例

一、病例摘要

患者，男，70 岁，主因"咳嗽伴胸闷 10 余天"来医院就诊，胸部 CT 显示左肺下叶阴影，诊断为左肺下叶占位。既往体健，无其他系统疾病，无手术过敏史。拟在全麻下行左肺下叶切除术。

麻醉手术经过：患者入室后常规行心电图、心率、血压、血氧饱和度监测，开放外周静脉通路，依次给予咪达唑仑、舒芬太尼、丙泊酚、罗库溴铵行麻醉诱导，顺利插入 37 号右侧双腔气管导管，听诊确定导管位置良好后，固定导管于距切牙 30cm 处。机械通气，设置潮气量 500ml、呼吸频率 12 次 / 分、气道压 18cmH_2O、氧流量 2L/min、氧浓

度 60%，血氧饱和度维持在 98% ～ 99%。行颈内静脉穿刺置管、有创动脉压监测后，体位改为右侧卧位，行右侧单肺通气，潮气量 400ml，呼吸频率 16 次 / 分。单肺通气 20 分钟后，9:40 患者血氧饱和度逐渐下降，最低至 87%，气道压 25cmH$_2$O。

二、护理过程

9:41 遵医嘱提高麻醉机氧浓度为 100%，血氧饱和度仍未回升，维持在 87% ～ 88%。为患者吸痰，排出呼吸道分泌物，并膨肺，麻醉医生使用纤支镜检查，调整双腔气管导管的位置及深度。

9:45 遵医嘱调整通气模式，呼气末正压通气（PEEP）的压力为 5cmH$_2$O，血氧饱和度维持在 89% ～ 90%，遵医嘱右侧肺行 5cmH$_2$O 持续气道正压通气（CPAP），血氧饱和度维持在 92% ～ 94%。吸入气氧浓度为 100% 时，动脉血气分析示：pH 7.36，PaCO$_2$ 46mmHg，PaO$_2$ 99mmHg，BE –1.2mmol/L，Lac 1.36mmol/L，SaO$_2$ 93%。

10:00 患者生命体征平稳，继续手术。

三、病因分析

胸科手术单肺通气中低氧血症的常见原因：①肺隔离技术的机械因素，双腔管位置不佳是主要原因，其次是导管被血液、分泌物堵塞。②双肺通气血流比例失调，单侧萎陷肺的血流未经过氧合而进入循环，血氧饱和度下降。非通气侧肺内分流可达到 40% ～ 50%，在单肺通气 20 ～ 30 分钟内下降最严重。侧卧位时，受重力影响，下肺血流多于上肺，但开胸后，下肺受纵隔与心脏所压，加上横膈抬高，下肺顺应性比上肺差，形成通气不足。③通气肺本身有病变。

该患者出现低氧血症的原因：①术前患者摆放体位及手术牵拉等操作，导致气管导管位置有所改变。②单肺通气所致通气血流比失调。③患者肺功能不佳。

四、护理诊断

1. 气体交换受损：与气管导管位置不佳、单肺通气有关。
2. 有皮肤完整性受损的危险：与患者手术时间长、体位制动有关。
3. 潜在并发症：体位性神经损伤、肺不张、肺水肿、心律失常。

五、护理目标

1. 改善气体交换，使血氧饱和度 > 90%。
2. 不发生皮肤损伤。
3. 减少发生体位性神经损伤、肺水肿、肺不张和心律失常的风险。

六、护理措施

护理措施 1：维持患者有效通气。

（1）增加吸入气氧浓度（100%），排除设备故障，观察皮肤指甲或黏膜颜色。

（2）保持气道通畅，为患者吸痰并膨肺。检查气管导管及呼吸回路有无弯曲打折，关注气道压变化，单肺通气时 < 30cmH$_2$O，双肺通气时 < 25cmH$_2$O。

（3）应用纤支镜检查双腔气管导管位置并妥善固定，避免管路牵拉扭曲。

（4）遵医嘱调整通气模式，通气侧肺应用适当的呼气末正压，增加肺的顺应性和功能残气量，减少呼气末肺的无效腔量，改善氧合。

（5）遵医嘱非通气肺持续正压通气（5cmH$_2$O CPAP 较适宜）。

（6）测血气分析，观察氧分压、呼气末二氧化碳分压和电解质的变化。

护理措施 2：加强患者皮肤护理。在骨骼突出处加垫软垫，防止皮肤受压；检查患者耳、眼睛、阴囊，确保其不受任何直接压迫；确保患者皮肤不与手术设备、支架、床垫等直接接触。

护理措施 3：确保患者躯体得到足够的支撑和固定，肢体处于放松的状态。为患者垫腋垫以减少其胸腔的压力，并防止承重手臂的神经、血管受压，保持头部与脊柱纵轴成直线以防止非承重侧手臂臂丛神经受压，避免牵张过度，双侧手臂外展均不能超过 90°。

七、护理流程经验总结

开胸患者术中密切观察呼吸指征

↓

变换体位后再次确认双腔气管导管位置，妥善固定

↓

单肺通气时提高氧浓度

↓

观察气道压变化（单肺通气时 < 30cmH$_2$O，双肺通气时 < 25cmH$_2$O）

↓

及时吸痰并膨肺

↓

单侧通气肺合理应用 PEEP，单侧非通气肺使用 CPAP

↓

观察并预防并发症

↓

保持输液通畅，控制输液速度，备好急救药品

↓

协助完善麻醉单记录

病例 36　强直性脊柱炎特殊体位患者清醒麻醉插管的护理配合 1 例

一、病例摘要

患者，女，47 岁，身高 140cm，体重 47kg，主因腰骶部疼痛 20 余年，脊柱严重变形就诊入院，医生诊断为强直性脊柱炎。患者于 10 年前出

现双侧臀部间断性刺痛，曾静脉输入青霉素等药物治疗，效果不明显，并逐渐累及双髋，脊柱呈折刀样严重畸形改变，影像学显示 $T_{10} \sim L_2$ Cobb 角 60°。既往有高血压病史 10 年，其他检查正常，拟在全麻下行全髋关节置换术，ASA 分级为 2 级。

二、护理过程

8:30 患者进入手术室，安全核查，麻醉护士全程给予患者心理安慰。连接心电监护仪，血压 157/96mmHg，心率 78 次 / 分，呼吸 16 次 / 分，血氧饱和度为 100%。备好口咽通气道、纤支镜、可视喉镜、环甲膜穿刺套组等插管工具。

8:35 建立左上肢静脉通路，医护协作共同摆放体位。为患者取仰卧位，因患者两腿屈曲畸形严重，仰卧时紧贴于腹部，因此在腹部加垫多层薄垫，大腿与小腿之间加垫小薄垫，头部垫软枕，两手平放于肢体两侧（图 36-1）。并在患者骨骼突出处涂抹防护油，保护皮肤。

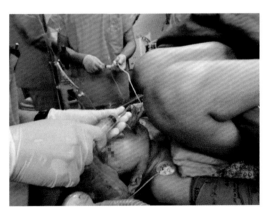

图 36-1　患者气管插管体位

8:51 麻醉诱导开始，遵医嘱使用 1% 丁卡因溶液、喉麻管，给予患者口咽部位充分表面麻醉。给予咪达唑仑 1mg、舒芬太尼 5μg 静脉注射，哌替啶 50mg 静脉滴注。使患者处于浅镇静状态。

8:55 配合环甲膜穿刺表面麻醉。

9:00 配合麻醉医生慢诱导，清醒状态下行气管插管，纤支镜引导下显示患者气道解剖无异常，经口顺利置入 7.0 号气管导管，连接麻醉机呼吸管路，查看呼气末二氧化碳波形，显示正常。

9:02 听诊双肺呼吸音，确认导管深度，妥善固定。

9:06 遵医嘱依次给予镇痛、镇静、肌松药物等静脉注射，待患者意识完全消失后，打开麻醉机控制呼吸。

9:10 配合麻醉医生建立有创动脉血压监测，手术开始前检测血气。

三、病 因 分 析

强直性脊柱炎是以骶髂关节和脊柱附着点、中轴骨骼炎症为主要症状，并以椎间盘纤维环及其附近结缔组织纤维化和骨化及关节强直为病变的慢性炎性疾病。其属于风湿病范畴，病因不明。可能与遗传因素、免疫因素、创伤、内分泌失调、代谢障碍、变态反应等相关。主要以腰背部疼痛、僵硬、脊柱畸形为主要表现，继续发展不仅会影响活动情况，而且还会影响神经、循环等系统的功能。

该患者长期卧床，身体活动受限，生活不能自理。病变已经累及双髋，尤其是头颈活动受限，对本次麻醉人工气道的建立具有潜在的威胁，因此麻醉前应充分评估，准备充足的插管物品，诱导时需医护合作摆放合适的体位。

四、护 理 诊 断

1. 不能维持自主呼吸：与插管有潜在困难有关。

2. 有皮肤完整性受损的危险：与术中特殊体位有关。

3. 自我形象紊乱：与自身疾病有关。

4. 知识缺乏：缺乏疾病本身及麻醉手术过程的知识。

五、护 理 目 标

1. 麻醉诱导期保持患者呼吸道通畅，顺利置入气管导管。

2.围术期保护患者皮肤完整。

3.患者能够表现出通过手术重获自我照顾和角色责任的愿望和能力。

4.患者了解自身疾病相关知识。

六、护理措施

护理措施1：充分评估患者特殊体位造成的气管插管难度，麻醉护士检查好气管插管物品及紧急气道抢救工具，如口咽通气道、可视喉镜、可视纤支镜、环甲膜穿刺装置等，遵医嘱准备好相关仪器设备及抢救药品，手术间医护共同合作摆放便于插管的体位。

护理措施2：充分评估患者皮肤情况，维持足够的体液摄入以保持体内充分的水分，避免局部皮肤长期受压，翻身避免托、拉、拽等动作，防止皮肤擦伤。骨骼突出处可垫气圈或海绵垫，使其不直接接触床面，减轻身体受压，皮肤无受损。保持床单及床面平整、清洁、干燥、无褶皱，术中更换体位时应注意观察压疮好发部位，保持患者肢体处于功能位。

护理措施3：保护患者的隐私和自尊，理解患者对自身身体结构及功能改变的不良心理反应。让患者倾诉他们的感觉和悲伤，鼓励患者询问与手术进程、预后有关的问题。

护理措施4：术前访视过程中，通过交谈了解患者对现存疾病和未来生活方式的顾虑。评估患者对麻醉知识的了解程度，给予解释或指导。相关内容要深入浅出，可利用图片、其他书面材料等方式加深患者印象，鼓励患者增加战胜疾病的信心。

七、护理流程经验总结

预料的困难气道采用清醒镇静表面麻醉

↓

麻醉前对患者气道进行充分评估

↓

做好物品、药品准备及设备检查

↓

面罩预给氧大于 3 分钟

↓

诱导前期充分表面麻醉，严密监测生命体征

↓

摆放正确、舒适、安全的麻醉插管体位

↓

选择纤支镜引导插管

↓

监测有创动脉压、体温、血气指标

↓

如插管失败，寻求帮助，放置口、鼻咽通气道或喉罩

↓

紧急情况下进行耳鼻喉科会诊气管切开

↓

全程做好特殊体位皮肤护理

↓

协助完善麻醉单记录

病例 37　高龄患者术后出现呼吸抑制、意识不清的麻醉护理 1 例

一、病例摘要

患者，男，99 岁，身高 170kg，体重 60kg。患者因不慎于 40cm 处摔倒后不能自行活动急诊入院，就诊中主诉间断胸痛，心悸 20 余年，每次发作持续 1 ～ 5 分钟，休息后可以缓解，不伴有放射痛、出汗及意识障碍等症状。诊断为冠心病、心绞痛、心律失常、心房颤动，坚持口

服阿司匹林、阿托伐他汀钙片、美托洛尔等药物治疗。术前一天又出现心悸症状，监测血压为 85/66mmHg，心率 120 次/分，查血气 PaO_2 78mmHg，$PaCO_2$ 64mmHg，伴意识模糊，血常规检验血红蛋白 62g/L。既往有高血压病史 30 年，慢性胃炎、慢性支气管炎 20 年。其他检查无特殊。

麻醉手术经过：患者在神经阻滞麻醉下（腰丛＋坐骨神经阻滞麻醉）（图 37-1）行左股骨粗隆间骨折切开复位内固定术。8:40 患者入手术室后给予常规心电监测，建立静脉通路，麻醉过程顺利，麻醉效果满意。协助进行有创动脉压监测。

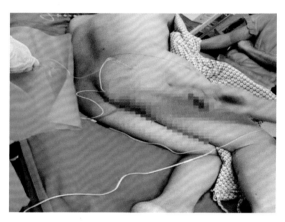

图 37-1　腰丛 + 坐骨神经阻滞麻醉

8:43 发现患者心率增快，由 90 次/分逐渐上升至 130 次/分，遵医嘱给予艾司洛尔 20mg 静脉滴注，心率（心房颤动）降至 95 次/分，并维持在 90 ～ 110 次/分。9:00 手术开始，手术过程顺利，共历时 50 分钟，术中输入冰冻血浆 210ml，出血量 500ml，尿量 50ml，11:40 手术结束。

11:45 发现患者呼叫不应，意识淡漠，血氧饱和度迅速下降至 80%，血压 60/40mmHg。

二、护理过程

11:50 立刻置入口咽通气道,给予面罩加压吸氧,麻醉机辅助通气,遵医嘱给予去氧肾上腺素 20μg 静脉注射,观察双侧瞳孔 3mm,等大等圆,对光反射存在,血气报告提示：PaO_2 为 79mmHg。

11:56 遵医嘱给予去氧肾上腺素 20μg,分两次静脉注射。

11:58 患者血氧饱和度为 89%,复查血气分析,PaO_2 68mmHg,遵医嘱给予去甲肾上腺素（4mg/50ml）3ml/h 静脉持续泵入,密切观察血压变化。

12:00 血压回升至 90/50mmHg。

12:05 遵医嘱快速静脉输入悬浮红细胞 600ml。

12:10 患者自主呼吸,鼻导管吸氧,氧流量 6L/min,呼叫患者,患者意识清楚,可配合指令性动作,如睁眼、点头。

12:17 血压 83/46mmHg,遵医嘱给予去氧肾上腺素 20μg 静脉注射,血压上升至 100/58mmHg。

12:19 患者血压稳定在 100/60mmHg 左右,遵医嘱将去甲肾上腺素（4mg/50ml）泵入剂量由 3ml/h 调整为 1ml/h,同时联系外科监护室。

12:30 再次行血气分析,面罩加压给氧下,PaO_2 235mmHg,血氧饱和度为 100%,其余项目数值正常,患者意识清楚,可正确回答问题。

12:35 安全返回外科监护室继续观察治疗。

三、病因分析

该患者高龄且因既往疾病史复杂,经过麻醉专家多方讨论,充分评估后,遂行腰丛加坐骨神经阻滞麻醉,麻醉手术过程均顺利。

该患者术后出现呼吸抑制、意识不清的原因比较复杂。综合分析因患者术前即有呼吸衰竭,术中二氧化碳分压高达 84mmHg,怀疑为二氧化碳蓄积。术中出血较多,循环血量骤降,加之术前冠心病引发的疼痛使患者感到胸闷、喘憋,从而导致术后呼吸抑制、意识模糊。

四、护理诊断

1. 不能维持自主呼吸：与患者术前呼吸衰竭，术中高碳酸血症有关。
2. 组织灌注量不足：与术中出血较多有关。
3. 急性意识障碍：与脑缺氧、二氧化碳蓄积有关。
4. 活动无耐力：与长期卧床、贫血有关。

五、护理目标

1. 维持患者呼吸循环功能。
2. 增加组织灌注量，减轻临床症状。
3. 患者意识恢复后可感知周边事物。
4. 患者可以自行床上翻身及活动四肢。

六、护理措施

护理措施 1：严密观察患者呼吸，持续低流量氧气吸入，根据血氧饱和度情况选择适当的氧疗方式。出现呼吸抑制时立即放置口咽通气道，必要时麻醉机手控面罩加压高流量通气，必要时查血气分析，了解机体酸碱平衡，严密观察患者心电示波，出现心律失常及时报告，必要时联系心内科医生会诊。备好急救物品及药品，随时配合抢救。

护理措施 2：保持静脉输液通畅，遵医嘱适当补充血容量，小剂量低浓度滴注血管活性药物，并观察记录效果，抬高床头 $15° \sim 20°$，以增加回心血量。注意观察皮肤颜色、尿量、皮肤温度的变化，并采取相应的护理措施。

护理措施 3：密切监测生命体征和意识状态，注意观察患者的瞳孔、肢体活动情况。轻拍患者，并呼叫患者的姓名。保持环境安静，减少对患者进行各种护理操作，避免对其的刺激。

护理措施 4：由于患者高龄、身体瘦弱、活动量相对较少，麻醉恢复期间应协助患者完成床上翻身、简单肢体活动等动作，同时鼓励患者进行体力活动，循序渐进增加活动量，对患者主动合作的态度，给予及时的肯定和鼓励。

七、护理流程经验总结

摆放合适体位，保持呼吸道通畅

↓

严密观察病情，出现异常及时报告

↓

减少对高龄患者使用阿片类镇痛药物的剂量

↓

及时吸痰，以防痰液阻塞气道

↓

如呼吸不通畅，首先置入口咽通气道，加大吸入气中氧流量

↓

备好急救物品、药品及设备

↓

密切观察患者吸氧效果，根据病情选择合适的氧疗

↓

面罩加压辅助呼吸，必要时置入喉罩或建立人工气道

↓

有创动脉血压监测，血气分析，判断酸碱平衡

↓

定时与患者沟通，判断恢复情况，做好围术期的心理护理

↓

详细记录抢救流程，完善麻醉记录单，总结护理经验

病例 38　胶质瘤患者术中突发气道压增高的护理 1 例

一、病例摘要

患者，男，34 岁，身高 175cm，体重卧床未测。现病史：患者无

明显诱因突发持续头痛，表现为胀痛，无颈项部痛、恶心、呕吐、意识丧失，头颅 CT 显示为左侧内囊实性占位伴钙化可能。磁共振检查显示：左顶叶占位，星形细胞瘤可能性大，缺血性脑白质病变。医生诊断为左顶叶胶质瘤，拟在全麻下行术中磁共振及肿瘤荧光引导下俯卧位左侧顶叶肿瘤切除术。患者既往体健，否认肝炎、结核、疟疾等传染病史，否认心脏病、糖尿病病史，否认脑血管疾病、精神疾病病史，否认手术史，否认外伤史，否认输血史，否认药物、食物过敏史，预防接种史不详。个人史：久居于本地，无疫区、疫情、疫水居住或接触史，无牧区、矿山、高氟区、低碘区居住史，无化学性物质、放射物、毒物接触史，无毒品接触史，既往少量饮酒史。家族史：父母健在，均体健，兄弟姐妹健在，均体健，家族中无传染病及遗传病史。

麻醉手术经过：患者在全麻下行术中磁共振及肿瘤荧光引导下俯卧位左侧顶叶肿瘤切除术。麻醉诱导：咪达唑仑 1mg、舒芬太尼注射液 20μg、依托咪酯 20mg、丙泊酚注射液 50mg、罗库溴铵注射液 40mg，诱导过程平稳。经口腔明视插入 7.0 号气管导管。术中以 1% 七氟烷、丙泊酚注射液 12ml/h、注射用盐酸瑞芬太尼 12μg/（kg·min）维持麻醉。术中潮气量 500ml，呼吸频率 12 次/分，患者全程为俯卧位。

19:40 因手术需要为患者行术中磁共振扫描。19:50 患者气道压突然开始升高，逐渐升至 40cmH$_2$O，血压升高至 150/80mmHg，心率下降至 58 次/分，血氧饱和度下降至 98%，呼气末二氧化碳分压逐渐升高。遂暂停手术，逐项排查原因，待患者状态稳定后继续手术。此时手术已历时 13 小时，出血量 3000ml，尿量 4700ml，术中总入量 10 050ml，其中晶体液输入 5850ml，胶体液输入 2500ml，自体血输入 1100ml，悬浮红细胞输入 100ml，普通冰冻血浆输入 250ml，20% 甘露醇输入 250ml。

二、护理过程

19:50 麻醉医护人员立即检查管路是否打折受压，检查气管导管的气囊压力，更换人工鼻，患者状态未见改善。

19:55 由于通气阻力增加，遵医嘱手控加压通气 5 分钟，患者血氧饱和度降至 94%，遵医嘱为患者吸痰。

19:58 气道压仍为 40mmHg，呼气末二氧化碳分压上升至 60mmHg，遵医嘱调整呼吸机为压力控制模式，给予 PEEP，设定值 5cmH$_2$O，遵医嘱给予二羟丙茶碱 25mg 静脉滴注。

20:00 听诊双肺呼吸音为响亮的哮鸣音，更换麻醉机呼吸模式为容量控制模式，低潮气量，高频率通气，改善患者通气。

20:13 患者血压降至 80/40mmHg，遵医嘱给予麻黄碱 6mg、去氧肾上腺素 20μg 静脉注射，遵医嘱给予甲泼尼龙琥珀酸钠 40mg 滴斗入。

20:25 血压降至 70/40mmHg，遵医嘱给予肾上腺素 10μg 静脉注射，此时气道压仍然高达 50cmH$_2$O，血氧饱和度下降至 80%，遵医嘱给予罗库溴铵 50mg 静脉注射，发现血压有下降趋势，给予肾上腺素 40μg，分两次静脉注射，更换平衡液并调节速度。

20:55 气道压有所降低，遵医嘱给予顺苯磺酸阿曲库铵 8mg，控制液体输入量及速度，遵医嘱继续静脉快速滴注平衡液 500ml。

21:10 行血气分析：PaCO$_2$ 115 mmHg、pH 7.08、PaO$_2$ 445 mmHg，血氧饱和度测不出。此时患者手指明显变紫，排除体温及上肢静脉回流等问题。遵医嘱给予羟乙基淀粉注射液 500ml、碳酸氢钠 250ml 静脉滴注，继续观察患者皮肤。

21:28 发现患者出现心律失常，遵医嘱给予 2% 利多卡因 2ml，复查血气分析，PaCO$_2$ 60mmHg，pH 7.30，Ca^{2+} 1.09mmol/L，血氧饱和度为 100%，遵医嘱给予葡萄糖酸钙注射液 1g、羟乙基淀粉氯化钠注射液 500ml 静脉滴注，控制速度。

21:38 发现患者心率下降至 41 次 / 分，遵医嘱给予异丙肾上腺素 4μg，1 分钟后心率上升至 70 次 / 分。

22:00 由于血压波动明显，遵医嘱给予去氧肾上腺素（100μg/ml）静脉持续泵入，根据血压波动调整剂量。此时血压维持正常，呼吸尚可，气道压 38cmH$_2$O。

22:45 手术结束，患者由俯卧位换为平卧位，气道压逐渐降至正常，通气正常。

三、病因分析

引起气道压增高的原因有导管位置不当、导管扭曲、分泌物或异物阻塞导管、患者本身肺部疾病致肺顺应性下降、支气管痉挛、麻醉过浅人机对抗、横膈下降及胸廓活动受限（气腹、俯卧位）等，只有明确原因，才能及时有效地进行针对性处理。

分析该患者气道压增高的原因为手术体位为俯卧位且手术时间过长，可能存在气道高敏或支气管痉挛的反应，从而突发气道压增高。

四、护理诊断

1. 气体交换受损：与肺泡通气、换气及弥散功能障碍有关。
2. 体温改变：与手术时间过长、术间温度低、循环不稳定有关。
3. 有皮肤完整性受损的危险：与术中患者长时间被迫体位有关。

五、护理目标

1. 患者呼吸功能得到改善，无发绀等缺氧现象。
2. 患者手术期间无低体温发生。
3. 患者手术期间无压疮发生。

六、护理措施

护理措施1：

（1）查看气管导管是否打折，检查麻醉机呼吸回路及二氧化碳采集管是否积水。

（2）遵医嘱调整麻醉机手控模式，给予加压通气。

（3）遵医嘱调整麻醉机参数，改变通气模式，必要时提高PEEP设定值。

（4）严密监测患者生命体征，及时进行动脉血气分析。

（5）遵医嘱给予减轻气道水肿及防止气道痉挛的药物。

护理措施2：

（1）保持术间湿度在50%～60%，温度在22～25℃。

（2）做好术中体温监测，发现患者体温低于36℃时，及时给予患者暖被或暖风机保暖。

（3）术中输入液体及冲洗液放入恒温箱内加温。

（4）加强患者出入量的观察，并及时记录。有异常情况发生时，遵医嘱给予对症处理。

护理措施3：

（1）评估躯体损伤的危险因素。

（2）术前摆体位时在易发生压疮的部位涂抹液状石蜡或赛肤润、垫海绵垫予以保护，注意床单位的平整性，勿产生皱褶挤压皮肤。

（3）保护眼睛，预防眼角膜受到刺激。

（4）术后与接班护理人员做好皮肤交接工作。

七、护理流程经验总结

密切监测生命体征及呼吸参数

↓

发现气道压升高，协助医生排查原因，消除刺激因素

↓

立即检查呼吸管路及麻醉机，如有异常及时处理

↓

如患者分泌物过多，及时清理呼吸道，保持气道通畅

↓

进行血气分析，调整呼吸参数，防止患者发生缺氧和二氧化碳潴留

↓

必要时备齐急救药品、物品，推除颤仪至床旁备用

↓

监测麻醉深度，有异常及时告知麻醉医生给予对症处理

↓

协助完整、准确记录麻醉记录单

↓

与接班护理人员做好全面交接班

↓

加强术后访视

病例 39　左侧肾癌合并下腔静脉Ⅳ级癌栓患者的麻醉护理 1 例

一、病例摘要

患者，男，55 岁，身高 172cm，体重 72kg。患者 1 个月前无明显诱因出现左侧腰痛，未予处理，之后出现肉眼血尿 1 次，自诉左侧腹部可触及包块，随后就诊于当地医院行腹部 CT 提示：左肾占位，伴下腔静脉及肾静脉瘤栓形成，左肾集合系统可疑受累。胸部 CT 提示：双肺多发结节，不除外转移。2018 年 1 月 18 日患者就诊入院，门诊肾脏磁共振检查提示：左肾多血供肿块。考虑：恶性肿瘤，肾癌并左肾静脉、下腔静脉癌栓形成，左侧肾上腺受侵可能性大。为进一步诊治，门诊以"左肾肿瘤伴下腔静脉瘤栓"收入院，患者目前精神状态好，体力正常，食欲可，睡眠质量可，无下肢肿胀及腹壁静脉曲张。

麻醉手术经过：患者在全麻下行机器人左肾根治性切除加下腔静脉Ⅳ级癌栓取出加体外循环术。麻醉诱导：咪达唑仑 2mg、舒芬太尼 30μg、丙泊酚 50mg、依托咪酯 8mg、顺苯磺酸阿曲库铵 12mg，麻醉诱导过程平稳。纤支镜辅助下经口插入左侧 37 号双腔气管导管（图 39-1）。术中以 1% 七氟烷、丙泊酚 15ml/h、瑞芬太尼 15μg/（kg·min）维持麻醉。术中潮气量 450ml，呼吸频率 14 次 / 分，手术历时 9 小时 27 分钟，出血 1000ml，尿量 2200ml，液体总入量 8575ml，其中输入悬浮红细胞 600ml、血浆 390ml，手术结束后带气管导管回重症监护室。

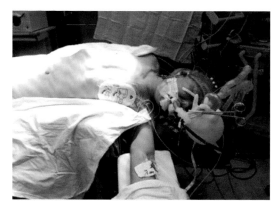

图 39-1　患者置入双腔气管导管

术后转归：5 天后患者安全返回普通病房，2 周后患者恢复，情况良好出院。

二、护理过程

8:20 患者入室，安全核查，常规监测生命体征，血压 140/90mmHg，心率 82 次/分，血氧饱和度为 96%。

8:32 遵医嘱给予患者麻醉深度监测，数值为 98。

8:40 协助麻醉医生在可视纤支镜引导下经口置入 37 号左双腔气管导管，插管顺利。

8:52 配合麻醉医生进行左侧桡动脉穿刺置管，经外周动脉连续监测心排血量。

10:03 手术开始，持续鼻温监测。股动静脉置管建立体外循环。

12:46 测动脉血气，pH 7.15，遵医嘱给予碳酸氢钠 125ml 静脉滴注。

14:25 麻醉护士发现气道压增高 38cmH$_2$O，立即检查排除诱因，遵医嘱给予二羟丙茶碱注射液 0.25mg 静脉滴注。

15:30 血压降至 88/60mmHg，遵医嘱给予去氧肾上腺素（100μg/ml）30ml/h，以可调节输液器持续滴入，血压维持在 110/60mmHg。

15:36 观察尿量较少，此时共计 600ml，遵医嘱给予呋塞米 10mg

静脉滴注。

15:56 发现皮下气肿，遵医嘱测血气，$PaCO_2$ 70mmHg，麻醉医生告知主刀医生将气腹压力调到 12mmHg，潮气量、呼吸频率根据 $PaCO_2$ 数值随时调控。

19:10 测量血气，Ca^{2+} 为 1.06mmol/L，遵医嘱给予 10% 氯化钙 10ml 静脉滴注。

19:30 手术结束，患者生命体征平稳，鼻温 36.2℃。

19:34 协助麻醉医生更换单腔气管导管，换管顺利。

19:45 麻醉医生、麻醉护士、外科医生共同转运患者回重症医学科。

三、病因分析

肾癌是一种常见的肿瘤，其发病率呈逐年上升的趋势。肾癌具有复杂多变的生物学行为，导致患者易发生肿瘤侵袭周围组织进入肾血管，而肾静脉癌栓形成最为常见，部分患者可扩展至下腔静脉和肝静脉，严重者发生右心房的转移。肾癌细胞侵犯肾静脉和下腔静脉癌栓以单纯血凝块的形式存在，或者以肿瘤组织和血凝块混合物的形式存在。取下腔静脉癌栓尤其是高位癌栓，出血多，手术风险大。

该手术围术期麻醉管理难点主要为术中出血和癌栓脱落的风险、血管阻断期间循环的剧烈波动及对重要脏器功能的保护。

四、护理诊断

1. 体液不足：与术中出血多，补液不充分有关。

2. 体温过低：与周围环境温度低，大量输血、输液有关。

3. 有皮肤完整性受损的危险：与患者手术时间长，体位制动有关。

4. 潜在并发症：体外循环致凝血机制紊乱而出血。

五、护理目标

1. 患者围术期内体液维持平衡。

2. 维持患者体温在正常范围内。

3. 围术期患者皮肤受压处完好无损。

4. 围术期内维持有效循环。

六、护理措施

护理措施 1：遵医嘱建立多条静脉通路，保持输液通畅，补充适量的液体。观察患者尿量，准确记录出入量，监测血气分析，维持水、电解质的平衡，观察皮肤黏膜的情况，必要时输血。

护理措施 2：术前设定适宜的室温，术中持续监测鼻温，注意保暖，尽可能减少皮肤的暴露，头部可使用治疗巾保护，输液时使用液体加温仪加温输注液体，使用暖风机复温。

护理措施 3：手术时间较长，应避免局部长时间受压，术前骨骼突出处垫以气垫气圈。在足底膝下垫软垫，防止身体下滑而摩擦皮肤。使用皮肤保护剂涂抹，受压部位贴皮肤保护膜。

护理措施 4：术中严密观察血压的变化，维持循环稳定，血压下降时遵医嘱给予升压药物，及时补充血容量，给予输血，尽快恢复组织灌流量。

七、护理流程经验总结

术前访视，充分评估病情

↓

备好急救设备、药品

↓

术中密切监测生命体征、出入量

↓

定时监测血气分析，维持水、电解质平衡及血容量稳定

↓

输血制品时严格查对

↓

做好保温护理

↓

发现气道压高及时排除原因并报告医生处理

↓

做好血流动力学监测，发现循环波动及时处理

↓

协助完善麻醉单记录

转运途中携带监护仪、氧气袋，密切观察病情变化

病例 40   直肠癌术后感染性休克患者的麻醉护理 1 例

一、病例摘要

患者，女，71 岁，身高 164cm，体重 61kg。患者于半年前无明显诱因开始出现排便习惯改变，每天 3～5 次，每次便量少、便细，未出现便血、里急后重及排便困难症状，未诊治。3 个月前开始出现脓血便，伴里急后重及肛门坠胀感逐渐明显，10 天前就诊于当地医院，并行肠镜检查，提示直肠癌，活组织检查示：（直肠）腺上皮重度非典型增生，局灶可疑浸润。10 天来患者未解大便，院外未做治疗，现患者为求进一步治疗入院。患者目前精神状态良好，4 个月体重下降约 4kg。既往史：高血压病史 10 年，心脏病病史 10 年，甲减病史。

患者 5 月 16 日急诊行腹腔镜下直肠癌前切、回肠造瘘术，手术过程顺利，手术结束后带气管导管将患者送回急诊监护室，5 月 19 日患者因感染性休克急诊行腹腔镜探查术。

麻醉手术经过：患者因感染性休克急诊带气管导管入手术室，无意识，瞳孔散大，呈休克状态。患者入手术间血压 80/40mmHg。给予重酒石酸去甲肾上腺素（8mg/50ml）10ml/h 泵入维持血压。麻醉诱导：罗库溴铵注射液 40mg、咪达唑仑 2mg、依托咪酯 6mg、舒芬太尼 10μg，术中以 3% 地氟醚、40μg 瑞芬太尼 10ml/h 维持麻醉。手术时间

1 小时，术中总入量 1750ml，出血量 30ml，尿量 30ml，术后带气管导管将患者送回重症医学科。

二、护理过程

8:35 麻醉医生及麻醉护士进行麻醉前评估，观察瞳孔散大约 4mm，无对光反射。遵医嘱给予胺碘酮（30mg/50ml）10ml/h，持续泵入，去甲肾上腺素（8mg/50ml）10ml/h 泵入维持血压。

8:37 遵医嘱给予患者麻醉深度监测，数值为 60，给予患者鼻温监测，数值 42℃。

9:02 手术开始，血压 78/42mmHg，血氧饱和度为 88%，心率 100 次/分。

9:05 测动脉血气分析：pH 7.26，$PaCO_2$ 47mmHg，PaO_2 58mmHg，K^+ 3.9mmol/L，Glu 19.8mmol/L，Ca^{2+} 1.16mmol/L，Lac 7.1mmol/L，THbc 14g/L，SaO_2 83%。

9:10 遵医嘱给予胰岛素注射液 0.2U/ml、5ml/h 持续泵入维持血糖。

9:15 血压 70/38mmHg，立即遵医嘱给予去氧肾上腺素（200μg/ml）30ml/h，持续泵入。血压维持在 90/44mmHg。

9:23 血压再次降至 78/40mmHg，遵医嘱给予多巴胺注射液（20mg/50ml）8ml/h 泵入。血压维持在 85/45mmHg。

9:30 遵医嘱给予冰帽保护。

9:35 再次测动脉血气分析：pH 7.12，$PaCO_2$ 63mmHg，PaO_2 69mmHg，K^+ 3.8mmol/L，Glu 17.5mmol/L，Ca^{2+} 1.18mmol/L，Lac 7.0mmol/L，THbc 133g/L，SaO_2 86%。

9:37 遵医嘱给予 5% 碳酸氢钠注射液 250ml。

10:00 手术结束，血压 80/50mmHg，血氧饱和度为 95%，心率 108 次/分。

10:10 麻醉深度监测值为 43，鼻温监测值为 40.6℃，患者保留气管导管，麻醉医生及麻醉护士、外科医生备好运送途中便携式呼吸机、监护仪、相关药物，共同护送患者回重症医学科。

三、病因分析

外科术后感染有可能发展为严重感染或感染性休克，是外科术后患者死亡的主要原因，发生概率最大的是腹部外科术后。腹腔感染的病死率与感染源有关，胃和十二指肠、小肠及结直肠导致严重感染和感染性休克的病死率分别为 21%、38% 及 45%。感染性休克时组织缺氧使乳酸生成增加，在常规血流动力学检测指标改变之前，已经存在组织低灌注和缺氧，乳酸水平也已升高，乳酸可作为评估疾病严重程度及预后的指标之一。

结合本病例分析，该患者术后 3 天出现意识丧失、瞳孔散大、血压下降、体温升高、心率增快、氧分压过低、尿量减少及器官血流量灌注不足的表现，符合感染性休克症状。

四、护理诊断

1. 组织灌注量改变：与休克有关。
2. 体温过高：与术后感染有关。
3. 气体交换受损：与微循环障碍、缺氧、心功能不全有关。

五、护理目标

1. 维持有效循环，保持心、脑、肺、肾重要器官的血供。
2. 患者感染得到控制，体温有所下降。
3. 改善气体交换，血氧饱和度升高。

六、护理措施

护理措施 1：快速建立两条及以上静脉通路，维持重要脏器血液灌注，密切观察血压变化。遵医嘱使用血管活性药物时严密观察生命体征的变化，严防药液外渗，床旁备好急救物品和药品、除颤仪，发现异常及时报告医生并积极处理。

护理措施 2：术中持续监测体温，密切观察体温的变化，在做侵入性的操作时严格遵循无菌操作原则，给予物理降温措施，遵医嘱给予冰帽保护。

护理措施 3：持续呼吸机辅助呼吸，使用 100% 氧浓度，严密监测患者生命体征，定时进行动脉血气分析。

七、护理流程及经验总结

感染性休克患者入室后全面评估

↓

快速建立两条及以上静脉通路

↓

备齐急救药品、物品及除颤仪至床旁备用

↓

持续有创血压监测，使用血管活性药维持血压并严防药物外渗

↓

定时监测动脉血气分析，维持酸碱平衡

↓

持续体温监测，术中使用冰帽保护

↓

转运途中持续呼吸机维持及监护仪监测，持续使用升压药物

↓

协助完善麻醉记录单

病例 41　眼科患者局麻药中毒护理 1 例

一、病例摘要

患者，男，69 岁，体重 75kg。于 30 年前，工作期间不慎铁质异物溅入左眼球内，在当地行手术治疗取出眼球内异物，术后视力指数检查手动 /30cm。后未继续治疗。于 2017 年在全麻下行右眼小梁切除、

白内障超声乳化、人工晶体植入术，术后右眼视力 0.8，监测眼压在 17mmHg 以下，后未再用药。于 2018 年因左眼白内障于医院行左眼白内障超声乳化、囊袋张力环植入、人工晶体植入术，术后左眼眼压高，药物控制效果不佳。左眼视力指数 / 眼前。拟于局麻下行左眼穿透性角膜移植、房角分离术。患者既往有高血压史 10 余年，心电图及其他检查未见异常。

二、护理过程

12:45 患者入室，护士协助患者取平卧位，进行常规生命体征监测。血压 130/80mmHg，心率 90 次 / 分，血氧饱和度为 98%。

12:50 麻醉开始，眼科医生给予 2% 利多卡因 +0.75% 罗哌卡因，浓度配比为 1 ∶ 1 左侧眼球后注射 5ml。

12:51 患者术侧上眼睑下垂，眼球固定，麻醉效果满意。手术开始。

13:01 护士发现患者面部肌肉抽搐，轻拍患者肩部，呼叫患者姓名，应答不连贯、口齿不清晰，四肢有轻微颤搐。血压上升至 145/85mmHg，心率增快至 120 次 / 分，血氧饱和度为 98%。

13:03 患者意识淡漠，呼之不应，呼吸频率 20 次 / 分，护士立即给予鼻导管吸氧，氧流量 4L/min，呼叫麻醉医生协助抢救，同时准备急救车。

13:05 麻醉医生及麻醉护士到场，此时患者血压 89/60mmHg，心率 110 次 / 分，血氧饱和度为 89%。立即行简易呼吸器面罩加压给氧，麻醉护士协助为患者行麻醉机面罩加压给氧通气，通气效果良好，血氧饱和度逐渐上升至 98%。

13:06 遵医嘱给予去氧肾上腺素注射液 30μg 静脉注射，血压上升至 105/75mmHg。

13:07 遵医嘱给予咪达唑仑 2mg 静脉注射，同时做好协助插管准备。

13:08 建立第二条静脉通路，遵医嘱给予 20% 中 / 长链脂肪乳 100ml 静脉注射，于 3 分钟内注射完毕。

13:10 患者血压 110/75mmHg，心率 100 次 / 分，血氧饱和度为 100%，

听诊患者双肺呼吸音清晰，呼吸频率 16 次 / 分，继续严密监测患者生命体征。

13:25 患者意识恢复，回答问题正确，语言连贯、清晰，血压 130/80mmHg，心率 95 次 / 分，血氧饱和度为 100%，手术继续进行。

13:40 手术结束，历时 48 分钟。手术过程中患者生命体征平稳，血压 120/84mmHg，心率 95 次 / 分，血氧饱和度为 98%，手术结束送回病房。患者术后随访无异常，于 3 天后出院。

三、病因分析

局麻药中毒主要是由于单位时间内进入血液循环的药量过多，超出机体代谢速率，以致血浆药物浓度过高。发生局麻药毒性反应的原因为：用量过大；浓度过高；药物入血快；患者体质差，对麻醉药物耐受力低下等。主要的全身毒性有心脏毒性（包括房室传导阻滞、心律失常、心肌抑制、心搏骤停）和脑毒性（包括烦躁、昏睡、抽搐及广泛性中枢神经系统抑制）。

该患者既往有高血压史，年龄偏大，体质较弱，给予麻醉药 11 分钟后出现面部肌肉抽搐、应答口齿不清、四肢颤搐、血压高、心率快等症状，结合其临床表现符合局麻药中毒反应。其原因可能与推药速度过快、注射部位有丰富的血管、药物入血且超过其本身能承受的血药浓度有关。

四、护理诊断

1. 有窒息的危险：与患者局麻药中毒呼吸抑制有关。
2. 急性意识障碍：与局麻药中毒有关。
3. 有受伤的危险：与突然意识丧失可发生坠床有关。

五、护理目标

1. 保持呼吸道通畅，维持有效通气。
2. 患者意识恢复。

3. 不发生坠床等意外伤害。

六、护 理 措 施

护理措施1：保持呼吸道通畅，及时清理口鼻分泌物。持续高流量面罩加压给氧，维持有效通气，必要时使用机械通气，纠正低氧血症。及时准备气管插管物品及急救药品。严密监测病情变化，遵医嘱给药。

护理措施2：发生意识丧失时立即呼叫患者，协助医生监测各项生命体征，排查原因。面罩加压给氧，遵医嘱给予抢救药物。定时根据量表评估患者意识恢复程度。

护理措施3：加强安全防护措施，摆放体位后妥善固定患者肢体。为患者进行操作时动作轻柔，一次性完成，避免一切不必要的刺激。

七、护理流程及经验总结

密切观察局麻患者，一旦出现局麻药中毒症状

↓

立即停止局麻药注射，监测生命体征的变化，呼叫上级医生

控制气道，保障通气及氧合（面罩加压给氧或机械通气）

↓

遵医嘱给予抗惊厥药物，使用丙泊酚及咪达唑仑

↓

维持循环，积极治疗低血压

↓

遵医嘱2～3分钟内静脉注射20%脂肪乳，1.5ml/kg

继续给予进一步高级生命支持

↓

做好患者安全防护，必要时约束患者肢体

↓

协助完善病例记录

门诊麻醉护理

病例 42　无痛胃肠镜恢复期低血糖患者的护理 1 例

一、病例摘要

患者，女，70 岁，体重 58kg，自诉有吞咽困难，长期反酸、便秘、自觉腹胀来院就诊，在门诊胃肠镜检查治疗中心行无痛胃肠镜检查。检查前患者常规查血常规、血生化、血清四项，心电图及胸片均未见特殊，既往有糖尿病，现控制良好。检查前已按要求于前日晚餐后禁食。检查当日早上 5:00 遵医嘱服用复方聚乙二醇电解质散剂排空肠道，因有糖尿病病史，遵医嘱备好糖块，预防低血糖。

二、护理过程

麻醉护士准备麻醉物品及药品，再次检查麻醉机性能及抢救用物处于完好备用状态。

9:20 患者入诊疗室，核对患者信息无误，签署无痛胃肠镜检查同意书，给予解释并取得配合。同时连接心电、血压和血氧饱和度监测仪。

9:22 在清醒状态下将胃镜专用开口器妥善固定，协助患者取左侧卧位，双腿微屈向前，将右上肢输液通道妥善放置。开麻醉机氧流量 3L/min 给予面罩吸氧。

9:24 遵医嘱给予咪达唑仑 1mg、芬太尼 50μg 分次滴斗入，丙泊酚 30mg 缓慢静脉注射。

9:27 患者呼吸平稳,呼唤无应答,睫毛反射消失。

9:28 开始行胃镜检查,检查过程顺利。

9:45 胃镜检查结束,调整检查位置,继续肠镜检查。

9:49 遵医嘱给予丙泊酚 20mg 缓慢静脉注射。

10:15 患者血氧饱和度为 100%,检查结束,轻拍呼唤患者无反应,拍肩膀大声呼唤患者有简单应答,遵医嘱送回恢复室吸氧继续观察。

10:20 患者生命体征平稳,血压 102/60mmHg,心率 84 次 / 分,血氧饱和度为 98%,护士呼唤患者无反应,呼叫麻醉医生到床旁看患者。

10:25 查患者动脉血气,血糖 3.5mmol/L,其余值在正常范围内。

10:28 给予患者 10% 葡萄糖溶液静脉滴注。

10:45 患者意识逐渐恢复,再次测动脉血气和血糖,血糖 5.8mmol/L。

11:20 患者生命体征平稳,意识清醒,回答问题正确,停止吸氧后,血氧饱和度为 98%,符合出室标准,详细交代患者及家属注意事项后陪同离开。

三、病因分析

低血糖是指成年人空腹血糖浓度低于 2.8mmol/L。糖尿病患者血糖值 ≤ 3.9mmol/L。低血糖是一组多种病因引起的静脉血浆葡萄糖浓度过低,临床上以交感神经和脑细胞缺氧为主要特点的综合征。低血糖发作时由于交感神经过度兴奋释放大量肾上腺素、去甲肾上腺素,临床表现为出汗、饥饿、心慌、颤抖、面色苍白等。大脑缺乏足量的葡萄糖供应,功能失调,临床表现为初期精神不集中、思维和语言迟钝、头晕、嗜睡、躁动等精神症状,严重者出现惊厥、昏迷甚至死亡。

该患者既往有糖尿病病史,检查前长时间禁食水,并进行了胃肠道准备,体液丢失,且自身精神高度紧张,结合临床血气分析,血糖 3.5mmol/L,低于正常值,综合考虑患者发生了低血糖。

四、护理诊断

1.体液不足:与长时间禁食、服用泻药有关。

2. 潜在并发症：低血糖昏迷。

3. 焦虑：与担心检查结果有关。

五、护理目标

1. 维持体液平衡。

2. 恢复期低血糖昏迷能及时发现及处理。

3. 使患者能配合治疗，焦虑程度减轻。

六、护理措施

护理措施1：保持静脉输液通畅，对患者进行补液治疗。患者麻醉前后均使用血糖仪监测血糖。苏醒后指导患者口服葡萄糖水。如上述方法效果不佳，患者情况较为严重时，转入急诊监护病房继续输液观察。

护理措施2：仔细观察病情，发现患者意识模糊或血糖值低于正常范围，及时报告医生，监测血气结果，遵医嘱对症处理。

护理措施3：术前一日由患者家属陪同到胃镜室登记，做好术前宣教，消除患者焦虑情绪。术后及时告知患者及家属检查结果，做好出院指导。

七、护理流程经验总结

低血糖患者专人护理，使用血糖仪测量血糖

↓

做好静脉输液管路的护理

↓

密切观察患者生命体征，重点观察意识及血糖值

↓

配合医生处理并发症，遵医嘱正确给药

↓

做好患者心理护理
↓
患者情况较为严重时，联系急诊监护室留院观察
↓
协助完善麻醉记录单

病例 43 无痛胃镜检查过程中呼吸抑制患者的护理 1 例

一、病 例 摘 要

患者，女，67 岁，体重 68kg，患者近 3 个月来自觉腹胀来院就诊。在门诊胃肠镜检查治疗中心行无痛胃镜检查。术前进行血常规、血生化、血清四项、心电图及胸片检查，均未见特殊。患者自诉吸烟 30 余年，每日 10 支左右，并伴有咽炎，无义齿。已按要求于检查前日晚餐后禁食，晚上 10:00 后禁水。

二、护 理 过 程

患者在静脉全麻下行胃镜检查术。麻醉护士备好麻醉物品及药品，再次检查麻醉机性能及抢救用物处于完好备用状态。

8:40 患者入诊疗室，核对患者信息无误，签署无痛胃镜检查同意书，向患者解释并取得配合。同时连接心电、血压和氧饱和度监测仪。

8:42 在清醒状态下将胃镜专用开口器妥善放置固定好。协助患者取左侧卧位，双腿微屈向前，将右上肢输液通道放置于舒适位置。给予麻醉机面罩吸氧，氧流量 3L/min。血压 130/68mmHg，血氧饱和度为100%，呼吸频率 18 次 / 分。

8:44 遵医嘱给予咪达唑仑 1mg、芬太尼 50μg 分次滴斗入。

8:46 遵医嘱给予丙泊酚 50mg 缓慢静脉注射。

8:47 患者呼吸开始缓慢，频率 10 次 / 分，呼唤无应答。

8:48 睫毛反射消失，开始行胃镜检查，胃镜进至咽部出现体动和恶

心反应。患者生命体征平稳，血氧饱和度为 100%。

8:49 遵医嘱给予丙泊酚 20mg 缓慢静脉注射，继续胃镜检查。

8:52 患者血氧饱和度降至 92%，为患者开放气道。

8:53 患者血氧饱和度下降至 87%，停止检查，退出胃镜，患者去枕平卧头略后仰，麻醉医生面罩加压给氧，麻醉护士协助手控麻醉机辅助呼吸，调整氧浓度 100%，为患者吸痰。

8:55 患者血氧饱和度为 100%，置入鼻咽通气道托下颌面罩吸氧，协助取侧卧位继续胃镜检查。

9:05 患者血氧饱和度为 100%，检查结束，轻拍呼唤患者有应答。带鼻咽通气道取侧卧位，鼻导管吸氧，氧流量 2L/min。

9:10 取出鼻咽通气道，患者能正确回答问题，遵医嘱送回恢复室继续观察。

9:40 患者能唤醒，指示患者做睁眼动作及回答问题等，判断患者清醒良好可离院。充分交代麻醉后注意事项。

三、病因分析

呼吸抑制是指通气不足，可表现为呼吸节律不规则、呼吸频率减慢、喘鸣等。无痛胃肠镜检查发生呼吸抑制的原因：①麻醉药的作用。丙泊酚和芬太尼对呼吸有抑制作用。②患者体质及自身肺部相关疾病。③呼吸道、口腔分泌物使呼吸道不通畅。

该患者体型肥胖，颈部较短，咽腔狭窄，舌后坠使呼吸不通畅。长期吸烟及咽炎导致患者对咽喉部刺激比较敏感，口腔的分泌物较多，致使患者出现体动、呛咳等反应。再次追加丙泊酚注射镇静后，对呼吸抑制作用大，可引起血压下降、呼吸抑制或暂停。根据临床表现判断该患者发生了术中呼吸抑制。

四、护理诊断

1. 不能自主呼吸：与麻醉药物引起呼吸抑制有关。
2. 焦虑：与担心检查结果有关。

3. 知识缺乏：缺乏有关检查操作的知识。

五、护理目标

1. 诊疗期间保持患者呼吸道通畅，不发生窒息。

2. 使患者情绪稳定，能配合诊疗。

3. 患者对疾病相关知识有一定程度的了解。

六、护理措施

护理措施 1：麻醉前护士应检查麻醉机性能，备齐口 / 鼻咽通气道、气管导管等插管用物及必要的药品。使用丁卡因将患者咽后壁及舌根部充分表面麻醉，使咽部对刺激的敏感性降低。胃镜专用开口器在患者意识清醒下妥善放置并固定好，可以避免在检查过程中出现胃镜专用开口器脱出等意外。

严密监测呼吸抑制指征，发现血氧饱和度降低及面色发绀立即协助医生处理，及时纠正呼吸抑制状态，保持患者正常通气。

护理措施 2：麻醉后患者意识恢复不完全时，给予心理抚慰。检查前交代患者检查流程，检查后及时告知患者及家属检查结果。离开麻醉恢复室前，详细交代患者术后注意事项。

护理措施 3：实施麻醉前，向患者介绍胃肠镜检查注意事项及疾病相关知识，耐心解答患者提出的疑问，取得患者的配合。

七、护理流程经验总结

门诊困难气道患者详细评估

（评估重点：年龄、麦氏分级、甲颏距离、牙齿、胡须、鼾史等）

↓

遵医嘱正确给药，注意控制给药速度、给药量和间隔时间

↓

密切观察患者意识、呼吸状态及检查进程

↓

发现呼吸抑制及时托下颌面罩加压给氧，必要时手动控制呼吸
↓
及时清理呼吸道分泌物
↓
发生舌后坠，置入口咽或鼻咽通气道，保持呼吸通畅
↓
术后观察半小时，达到出室标准方可离开
↓
详细交代术后注意事项
↓
协助医生完善麻醉记录单

病例 44　食管支架置入术术中高气道压患者的护理 1 例

一、病例摘要

患者，男，44 岁，主诉吞咽困难 1 年，于 1 年前因食管癌术后逐渐出现呼吸困难，能缓慢进食半流质食物，进食时有呕吐，有时伴呛咳。在医院行胃镜检查，内镜置入 25cm 至食管癌术后吻合口，其黏膜光滑，直径 0.2cm 胃镜未能通过，胃镜直视下置入导丝用球囊扩张至 0.6cm，胃镜未能通过，建议做食管支架。

患者在消化内镜中心胃镜检查示：食管吻合口狭窄，距门齿 22cm 可见吻合口狭窄，内镜不能通过，建议患者住院后行食管狭窄松解术，患者目前精神状态良好，睡眠正常，体重约减轻 15kg，大小便正常，为进一步检查治疗入院。既往史：1 年前因食管癌行手术治疗，术后化疗 6 个疗程，放疗 40 次。

麻醉手术经过：麻醉诱导时依次给予咪达唑仑 1mg、芬太尼 0.05mg、丙泊酚 70mg、依托咪酯 10mg、1% 丙泊酚 25ml/h、瑞芬太尼 15μg/（kg·min），环甲膜穿刺气管内表面麻醉，可视喉镜经口腔置入 7.0

号气管导管，插管顺利，麻醉效果满意。术中失血量 5ml，总入量 1000ml。手术时间 1 小时 15 分钟。

二、护理过程

12:00 手术开始，治疗过程中间断注入二氧化碳气体。

12:20 麻醉机显示气道压增高至 40cmH$_2$O，呼气末二氧化碳分压 60mmHg，血氧饱和度显著下降，最低 70%，血压下降至 80/50mmHg。呼吸机回路的螺延管内发现血性液体，麻醉医生立即行手控呼吸，麻醉护士吸痰吸出血性液体 3ml。患者病情平稳后手术继续进行，手术医生更换小号胃镜越过食管最狭窄处于距切牙 20cm 处发现瘘口，即气管食管瘘（图 44-1）。充分抽吸胃内气体后气道压下降至 25cmH$_2$O，放置食管支架。

13:15 手术结束后为患者吸痰，吸出少量血凝块（图 44-2），吸痰后气道压降至 18cmH$_2$O。

13:20 拔除气管导管，观察 30 分钟后送回病房。

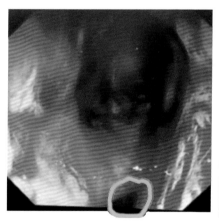

图 44-1　气管食管瘘口位置

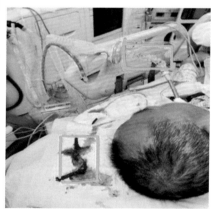

图 44-2　气管内吸出的血凝块

三、病因分析

气管食管瘘是指气管与食管相通，多为恶性肿瘤的终末状态，常伴有吞咽困难、呼吸困难、营养不良及反复误吸致肺部感染。此类患者多生存期短，生活质量极差。一般采用带膜食管支架置入来封堵瘘口，阻断误吸的同时有助于改善进食状况，提高生活质量，延长寿命。一般认为由食管癌引起的气管食管瘘伴有食管狭窄而无或轻度气管狭窄时，选择行食管带膜支架置入临床疗效明显。

分析此患者术中出现气道压高的原因为：①手术操作导致血性液体进入呼吸道，使得气管内血性分泌物增多，导致气道压过高。②手术过程中不断通过食管向胃内充二氧化碳气体造成胃内气体压力增高，造成膈肌一定程度上抬导致气道压高，且高流量二氧化碳通过瘘口进入气管，导致气道压及呼气末二氧化碳分压增高。

四、护理诊断

1. 低效性呼吸型态：与术中二氧化碳潴留，呼吸道分泌物未及时清理干净有关。

2. 潜在并发症：出血。

3. 活动无耐力：与长期化疗营养不良有关。

五、护理目标

1. 保持患者呼吸道通畅，呼吸次数不低于 16 次 / 分。

2. 能够及时发现术中出血。

3. 围麻醉期维持正常生理功能，内环境稳定。

六、护理措施

护理措施 1：呼吸机辅助呼吸，保持呼吸道通畅，吸净气管内分泌物，预防肺部并发症，如发现分泌物黏稠，使用生理盐水湿化吸痰。监测生命体征，检测血气分析判断有无缺氧和二氧化碳潴留的症状，协助患者取半卧位，以增加辅助呼吸机的效能，促进肺膨胀。

护理措施 2：密切观察术中出血情况，如有出血及时配合医生处理。

护理措施3：严密观察生命体征，协助患者取合适的体位，遵医嘱补充营养液，逐渐增加活动量，鼓励其进步，护士协助其完成必需的活动。

七、护理流程经验总结

发现气道压增高立即排查原因

↓

血气分析监测二氧化碳分压

↓

有血性液体及时吸出，以防堵塞气道，吸痰后记录出血量

↓

拔管前严格无菌操作进行吸痰，并备好急救物品药品

↓

安慰患者，给予心理护理，消除患者紧张心理

↓

观察患者术后不良反应，有病情变化立即报告医生处理

↓

运送途中携带监护设备，保证患者途中的安全

↓

协助医生完善麻醉记录单

病例 45　食管多发高级别瘤变患者气管切开导管痰堵塞的护理 1 例

一、病例摘要

患者，男，55 岁，身高 168cm，体重 83kg，主诉游离空肠移植术后 1 年余，发现早期食管癌 2 月余。患者于 2017 年 12 月无明显诱因出现吞咽阻隔感，稍有吞咽困难，晨起咳痰咳嗽，痰中带血，声音嘶哑，偶有饮水呛咳。2018 年 1 月在医院全麻下行双侧颈清扫＋全喉全下咽

颈段食管切除＋左侧甲状腺切除＋游离空肠移植术。在医院行胃镜提示：食管黏膜病变。门诊以"食管多发高级别瘤变"为诊断收入院治疗。患者目前精神状态良好，体力正常，食欲好，近一年体重增加20kg。既往史：下咽癌手术后、游离空肠移植术后1年余，现气管切开。患者术前1周带无套囊气管切开套管进入手术室，因无法接呼吸机，手术暂停，建议更换可连接呼吸机的气切（气管切开）套管后再行手术治疗。

麻醉手术经过：1周后，患者在全麻下行内镜下黏膜剥离手术，麻醉开始依次给予咪达唑仑1mg、芬太尼0.15mg、丙泊酚50mg、依托咪酯10mg、米库氯铵5mg，术中以1%丙泊酚30ml/h、瑞芬太尼30μg/（kg·min）维持麻醉，手术顺利，手术历时47分钟。总入量500ml。

二、护理过程

患者进入门诊内镜治疗室后，未吸氧状态下血氧饱和度为93%，给予4L/min流量氧气吸入后血氧饱和度可达到99%～100%。连接螺纹管给予镇静、镇痛药物后，发现气道压高达40cmH$_2$O，血氧饱和度维持在80%～90%。调整头部位置后，血氧饱和度无改善，因手术时间较短，未做其他处理。

手术结束后麻醉护士给患者吸痰时，发现气切导管管腔长度约2cm被干涸痰痂堵塞，遂用生理盐水湿化后吸痰，清理痰痂，血氧饱和度逐渐好转至98%。

三、病因分析

本病例是气管切开保留气切导管的患者，因此做好患者气切导管的护理非常关键，如护理不当会出现切口出血、感染、分泌物堵塞等危险情况。

本患者由于术前气切导管护理不当，痰液较多、黏稠、未能及时清除痰痂而导致堵塞套管，引发术中低氧血症。

四、护理诊断

1. 有窒息的危险：与痰痂堵塞气管导管有关。

2. 清理呼吸道无效：与患者气管切开无力排痰有关。

3. 口腔黏膜改变：与口腔不洁、抵抗力低下有关。

五、护理目标

1. 患者麻醉期间无窒息的发生。

2. 保持患者呼吸道通畅。

3. 口腔内清洁，无分泌物、痰液，不发生口腔黏膜改变。

六、护理措施

护理措施1：麻醉期间密切观察病情，按需吸痰，检查气切导管是否通畅，预防痰液堵塞导管造成窒息。

护理措施2：患者呼吸机辅助呼吸，保持气管导管通畅，观察面色、嘴唇颜色、呼吸幅度，如出现痰液堵塞及时湿化，吸净气管内痰液，防止气道堵塞。

护理措施3：患者咳嗽和吞咽反射都有不同程度的障碍，为患者吸净口腔内分泌物、痰液，保持口腔清洁及呼吸道通畅，预防口腔细菌感染和肺部并发症。

七、护理流程经验总结

携带气切导管患者麻醉前应检查导管是否通畅

↓

发生血氧饱和度降低、气道压升高，及时排除原因并及时处理

↓

生理盐水湿化气道后吸痰，务必吸净痰液

↓

为患者进行心理护理，减轻焦虑、恐惧

↓

协助完善麻醉记录单

参考文献

毕玉梅，张国芹，任秀萍，2010.肾癌伴下腔静脉癌栓 27 例围术期护理.齐鲁护理杂志，16（6）：10-11.

蔡晓丹，黄慧，林汉慧，等，2009.体外循环术后患者拔除气管插管前后的护理.护士进修杂志，24（16）：1514-1515.

常丽丽，于鲁欣，2016.气管导管气囊压力影响因素的研究进展.护士进修杂志，31（22）：2042-2045.

陈梅，2019.优质护理服务在全髋关节置换术患者的应用.中国继续医学教育，11（35）：191-192.

陈日亭，1984.颌面颈手术解剖.北京：人民卫生出版社：261-272.

陈泳昭，黄擎绮，熊金环，2014.鼻内镜下鼻窦炎合并哮喘手术的护理.临床医学工程，21（10）：1341-1342.

代宇，杨许莲，李昌菊，2014.全麻术后意识恢复呼吸抑制原因探讨.中国医药科学，4（19）：93-96.

邓曼丽，何丽，2017.麻醉恢复室规范化护理工作手册.北京：科学出版社.

董莹，张先翠，左利霞，2013.无痛消化内镜的风险评估及护理进展.临床护理杂志，12（4）：48.

段玮，鲁汉杰，黄蓉，2011.喉罩全麻术后围拔管期风险分析与护理对策.齐鲁护理杂志，17（9）：24-25.

高学民，刘昊，2014.术后无低氧血症的高碳酸血症伴心率血压下降 1 例.医学美学美容，（3）：432.

郭曲练，姚尚龙，2011.临床麻醉学.3 版.北京：人民卫生出版社.

杭燕南，2011.当代麻醉手册.2 版.上海：上海世界图书出版公司：223-235.

侯颖萍，陈苛，2011.有创机械通气治疗中致气道压力增高相关护理的探讨.临床肺科杂志，16（3）：489.

胡维，周明全，谭祖键，2014.高龄髋部骨折患者术后谵妄的高危因素分析.创伤外科杂志，16（4）：324-327.

黄石顺，林伟强，2008.甲状腺术后出血原因分析及治疗.岭南急诊医学杂志，13（2）：119-120.

黄爽，王津，2014.颈脊髓损伤合并四肢瘫患者的术后护理.天津护理，22（1）：40-41.

黄宜发，梁翠荣，劳巧仪，等，2016.无痛胃肠腔镜检查的麻醉问题及其对策.现代诊断与治疗，27（9）：1672-1673.

吉琦，掌孝荣，刘春霞，2012.手术室温度与感染及人体舒适度关系的研究现状.中华医院感染学杂志，22（16）：3679-3680.

纪承寅，魏永堂，齐艾江，等，2006.心脏介入性操作致心脏压塞的诊断与治疗.临床军医杂志，34（1）：94-95.

贾连顺，袁文，倪斌，等，2002.颈椎病外科治疗选择及远期疗效评价.中国矫形外科杂志，10（13）：1260-1263.

蒋金龙，何桥，冯慧，2017.小儿术中体温升高与压力性损伤的关系探讨及护理.护士进修杂志，32（19）：1806-1808.

鞠辉，冯艺，2017.麻醉科住院医师手册.北京：北京大学医学出版社.

赖愈炳，1999.全麻术毕吸痰致呼吸抑制13例.人民军医，（4）：206-207.

兰风华，黄粱浒，杨渤生，2005.肾上腺脑白质营养不良的分子诊断与分子机制.东南国防医药，7（5）：321-323，345.

李德兰，2015.关于骨科老年患者术后谵妄因素及其护理研究.吉林医学，（8）：1656-1658.

李红梅，2011.颈髓损伤患者的呼吸道护理.当代护士，（8）：54-55.

李金群，2017.骨科重症监护病房患者压疮发生因素分析及护理对策.承德医学院学报，34（2）：135-137.

李明豹，许江虹，卢旭华，等，2010.颈椎前路术后早期硬膜外血肿成因和防治.实用骨科杂志，16（10）：773-775.

李芹，陈红，张野，2018.循证护理预防小儿全麻术后呼吸系统并发症的效果观察.麻醉安全与质控，2（2）：100-102.

李小寒，尚少梅，2017.基础护理学.6版.北京：人民卫生出版社.

李晓彤，2012.心脏介入治疗并发心包填塞的护理.护理实践与研究，9（19）：79-80.

李秀芹，2009.术后低氧血症的预防及护理.中国医药导报，6（17）：79.

李雪云，周亚昭，王巧桂，2010.脊柱矫形手术术前访视中的体位摆放训练.护理学杂志，25（14）：92.

李志海，李宗权，洪永柱，2012.关于全身麻醉苏醒恢复延迟的原因探讨.中国医药导报，9（1）：130-131.

梁绮媚，2013.一例深低温体外循环下右肾癌根治术及癌栓取出术的护理配合.中国医疗前沿，（18）：105.

梁雪影，2013.无痛胃肠镜诊疗术麻醉苏醒期并发症的护理.微创医学，8（6）：772-773.

林杰茹，常惠礼，李晓燕，等，2019.202例注射用血栓通过敏反应分析.北方药学，16（11）：175-177.

刘进，于布为，2014.麻醉学.北京：人民卫生出版社：323-324，368-369.

刘军，石文君，2011.肺组织瓣内衬金属支架在气管重建中的临床应用.中国现代医学杂志，21（23）：2935-2937.

刘林莉，王莉，张玲琳，等，2017.1例强直性脊柱炎患者行经皮肾碎石术坐位经鼻清醒插管的护理配合.医药前沿，7（23）：297-298.

刘尚昆，陈映红，2012.清醒患者困难气道行纤维支气管镜引导气管插管的护理.中国实用护理杂志，28（3）：45-46.

刘世康，郭熙雄，吴立权，等，2009.颅内病变切除术后继发颅内出血23例.中国临床神经外科杂志，14（9）：561-562.

陆捷，江伟，2009.脂肪乳剂解救局麻药中毒的机制及临床应用进展.临床麻醉学杂志，25（5）：458-460.

马文珠，吴晔良，潘云香，1990.急性心脏压塞20例临床分析.中国急救医学，10（4）：2.

马武华，2003.胸科手术中单肺通气时低氧血症的发生机制及防治进展.广东医学，24（1）：16-18.

倪斌，马海涛，赵军，等，2012.胸腔手术后再次开胸止血的原因及对策.江苏医药，38（3）：356-357.

潘小红，2013.优质护理服务在无痛胃肠镜检查中的应用.全科护理，11（30）：2842-2843.

齐娜，2018.甲状腺术后患者出血的护理方法及对策.中国医药指南，16（27）：222-223.

祈继军，2010.甲状腺术后出血的预防及护理.吉林医学，31（29）：5234.

沈洁，解荣云，刘光洋，2016.输血不良反应的护理干预.中国医药导刊，18（1）：

99-100.

盛杰，张雨晴，郭昊，2017. 恶性高热病因、诊断及治疗的研究进展. 医学综述. 23（24）：4813-4878.

孙大金，杭燕南，2001. 实用临床麻醉学. 北京：中国医药科技出版社：879-892.

孙洁琼，陈为国，2018. 右美托咪定对脑瘫患儿苏醒期躁动、脑状态指数与脑电双频指数的影响. 中国妇幼保健，33（23）：5507-5509.

孙晓鸥，陈书静，张明，等，2005. 吸烟对血管内皮功能的损害：1∶1 配对分析. 中国临床康复，9（15）：12-13.

万献尧，马晓春，2008. 实用危重症医学. 北京：人民军医出版社：484-486.

王春宝，杨敏，熊剑飞，2006. 机械通气中气道压力增高的原因与防治. 临床肺科杂志，11（3）：322-323.

王春梅，2012. 高龄患者无痛内镜检查后的临床观察与护理体会. 中国老年保健医学，10（3）：97-98.

王晋平，赵大庆，刘晖，2015. 自体软骨移植与气管重建. 中国组织工程研究，19（20）：3168-3171.

王娟娟，2012. 手术室患者局麻药中毒的防治与体会. 医学信息，25（3）：387.

王丽君，2010. 腰丛 - 坐骨神经阻滞麻醉在下肢骨科手术应用中的护理体会. 中国医学创新，7（19）：126-127.

王琼，高晓秋，刘益明，等，2017. 喉罩移位致负压性肺水肿一例. 临床麻醉学杂志，33（8）：830-831.

王晓燕，2014. 静脉输血不良反应的预防及护理. 医学信息，27（36）：177.

王照红，王荣华，2016. 循证护理在预防小儿全麻术后呼吸系统并发症的应用观察. 中医临床研究，8（20）：129-131.

王志波，张苗芳，范英龙，2014. 七氟醚复合瑞芬太尼在外科手术中控制性降压的效果及对内脏灌注的影响. 浙江创伤外科，19（3）：488-489.

魏庆宇，李全生，2015. 药物过敏国际共识（2014 版）解读. 医学与哲学，36（7B）：31-34，56.

魏渝容，2013. 护理安全干预对预防婴幼儿手术中安全问题的成效. 齐齐哈尔医学院学报，34（5）：776-777.

温良，2015. 开颅术后颅内出血的临床特征和术后早期头颅 CT 检查对发现颅内出血的价值和策略研究. 杭州：浙江大学.

吴晨亮，张勇，2017. 甲状腺手术中喉返神经解剖的临床分析. 当代医学，23（26）：115-117.

吴鸿谊，钱菊英，崔洁，等，2012. 左心室肥厚而非肥厚型心肌病的病例分析. 上海医学，35（3）：220-223.

吴杰，易建华，李强，等，2014. 老年外伤病人的心电图观察. 浙江创伤外科，19（2）：333-334.

吴庆芹，2015. 无创正压通气治疗急性心源性肺水肿患者的护理. 中国民康医学，27（4）：119-120.

谢冬，姜格宁，陈晓峰，等，2014. 普胸外科术后剖胸止血的病因分析. 中华胸心血管外科杂志，27（11）：681-682.

谢言虎，陈旭，吴运香，等，2016. 术中低体温危险因素分析. 临床麻醉学杂志，32（9）：925-927.

徐庆，钟昌艳，2012. 体外循环下肾癌伴下腔静脉癌栓取出术的手术配合及护理. 临床护理杂志，11（6）：40-42.

徐向东，吴健锋，管向东，等，2007. 早期乳酸清除率评估外科严重脓毒症预后的临床价值研究. 中国实用外科杂志，27（12）：969-970.

杨培兰，张焕亮，2012. 45例甲状腺术后出血的护理体会及预防. 吉林医学，33（9）：1973.

杨晓，2014. 急性肺水肿的临床护理探析. 中国医药指南，12（14）：317-318.

杨晓军，任光国，庄翔，2004. 围手术期胸部手术后非手术侧气胸的诊治. 四川医学，25（12）：1323-1324.

杨晓蓉，2009. 80岁以上老年人麻醉的体会. 中外医学研究，7（14）：87-88.

叶翠红，2009. 气管切开患者气管套管的护理. 中国社区医师，11（15）：174-175.

叶祺，吴红心，王月平，等，2012. 心脏介入治疗患者并发心脏压塞的早期识别与抢救护理. 中国临床保健杂志，15（1）：93-95.

殷德涛，李香花，李红强，等，2015. 甲状腺术后出血的原因及处理：附8例临床分析. 中国普通外科杂志，24（11）：1592-1595.

殷小容，杨娟，郭利娟，等，2011. 麻醉苏醒室患者低氧血症的护理. 华西医学，26（9）：1407-1408.

尤玉莲，2013. 护理干预对甲状腺术后出血患者的护理效果观察. 中国伤残医学，21（2）：143-144.

余和芬，何燕娥，2018. 持续负压吸引治疗气胸及液气胸的护理体会. 中国社区医师，34（23）：146-148.

曾鸿，容晓莹，王阳，等，2017. 肾癌合并下腔静脉癌栓手术的麻醉管理要点分析. 中华医学杂志，97（42）：3329-3333.

查贵琴，2000. 影响小儿术中体温变化的因素分析及护理措施. 现代医药卫生，（5）：472-473.

张敏莉，李光宗，2013. 全麻下妇科腹腔镜术后并发急性肺水肿原因分析及处理对策. 中国妇幼卫生杂志，4（3）：64-67.

张盼盼，魏娇娇，潘琴芬，2016. 1 例腔镜下卵巢肿瘤剥除术后急性肺水肿的复苏期护理. 当代护士，（1）：131-132.

张忠汉，张苏宁，陈卫民，2005. 自体肺组织瓣行气管重建术的麻醉. 中国医科大学学报，34（3）：265-266.

赵继军，2002. 疼痛护理学. 北京：人民军医出版社：312-313.

赵泽宇，刘建波，张蓉，等，2013. 右美托咪定对脑瘫患儿七氟醚麻醉苏醒期躁动的影响. 中华麻醉学杂志，33（6）：676-679.

郑中锋，陈伟，魏静义，等，2007. 普胸外科术后再次剖胸止血 32 例临床分析. 中国医师进修杂志，30（8）：57-58.

钟泰迪，2003. 麻醉苏醒期病人的管理. 北京：人民卫生出版社.

周鑫，马向阳，杨进城，等，2015. 颈椎前路术后早期急性并发症的原因及治疗. 中国矫形外科杂志，23（23）：2189-2201.

朱精强，赵婉君，苏安平，2019. 甲状腺术后并发症及预防. 西南医科大学学报，42（2）：303-306.

朱艳，丁宁，陆云，2012. 全麻俯卧位手术患者眼保护的研究进展. 护理学杂志，27（10）：95-97.

庄心良，曾因明，陈伯銮，2003. 现代麻醉学. 3 版. 北京：人民卫生出版社：1037.

Duke JC，Keech BM，2017. 麻醉的秘密. 5 版. 米卫东，冯艺，译. 北京：北京大学医学出版社.

Levine WC，2012. 麻省总医院临床麻醉手册. 8 版. 王俊科，于布为，黄宇光，译. 北京：科学出版社：379-380，383-384，437-440.

Miller RD，2011. 米勒麻醉学. 7 版. 邓小明，曾因明，译. 北京：北京大学医学出版社.

Aldecoa C，Bettelli G，Bilotta F，et al，2017. European Society of Anaesthesiology evidence-based and consensus-based guideline on postoperative delirium. Eur J Anaesthesiol，34（4）：192-214.

Almela Cortés R，Aldasoro Martín J，Gozalbo Navarro JM，2003. Parapharyngeal space tumors. Presentation of three cases and literature review. An Otorrinolaringol Ibero Am，30（3）：265-275.

Andrew SA，Sidhu KS，2007. Airway changes after anterior cervical discectomy and fusion. J Spinal Disord Tech, 20（8）: 577-581.

Arai H, Tajiri M, Ebuchi K, et al, 2018. Contralateral tension pneumothorax during video-assisted thorascoscopic surgery for lung cancer: a case report. Clin Respir J, 12（1）: 298-301.

Balazs A, Kupcsulik PK, Galambos Z, 2008. Esophagorespiratory fistuais of tumorous origin. Non-operative management of 264 cases in a 20-year period. Eur J Cardiothorac Surg, 34（5）: 1103-1107.

Cook TA, Dehn TC, 1996. Use of covered expandable metal stents in the treatment of oesphageal carcinoma and tracheo-oesophageal fistula. Br J Surg, 83（10）: 1417-1418.

Demoly P, Adkinson NF, Brockow K, et al, 2014. International Consensus on drug allergy. Allergy, 69（4）: 420-437.

Finlayson GN, Chiang AB, Brodsky JB, et al, 2008. Intraoperative contralateral tension pneumothorax during pneumonectomy. Anesth Analg, 106（1）: 58-60.

Hughes KV, Olsen KD, McCaffrey TV, 1995. Parapharyngeal space neoplasms. Head Neck, 17（2）: 124-130.

Inouye SK, Robinson T, Blaum C, et al, 2015. Postoperative delirium in older adults: best practice statement from the American Geriatrics Society. J Am Coll Surg, 220（2）: 136-148.

Kim KR, Shin JH, Song HY, et al, 2009. Palliative treatment of malignant esophagopulmonary fistulas with covered expandable metallic stents. AJR Am J Roentgenol, 193（4）: 278-282.

Lee DY, Lee SH, 2010. Cervicothoracic spinal epidural hematoma after anterior cervical spinal surgery. J Korean Neurosurg Soc, 48（6）: 541-543.

Maruyama R, Ondo K, Mikami K, et al, 2001. Clinical course and management of patients undergoing open window thoracostomy for thoracic empyema. Respiration, 68（6）: 606-610.

McNelis J, Marini CP, Jurkiewicz A, Prolonged lactate clearance is associated with increased mortality in the surgical intensive care unit.Am J Surg, 182(5): 481-485.

Misal US, Joshi SA, Shaikh MM, 2016. Delayed recovery from anesthesia: a postgraduate educational review. Anesth Essays Res, 10（2）: 164-172.

O'Neill KR, Neuman B, Peters C, et al, 2014. Risk factors for postoperative retropharyngeal hematoma after anterior cervical spine surgery. Spine, 39（4）: 246-252.

Tan LH, 2001. Meningioma presenting as a parapharyngeal tumor: report of case with fine needle aspiration cytology. ActaCytol, 45（6）: 1053-1059.

Taylor WA, Thomas NW, Wellings JA, et al, 1995. Timing of postoperative intracranial hematoma development and implications for the best use of neurosurgical intensive care. J Neurosurg, 82（1）: 48-50.

Yin G, Ni B, 2014. Acute postoperative cervical spinal epidural hematoma. Acta Orthop Traumatol Turc, 48（4）: 437-442.